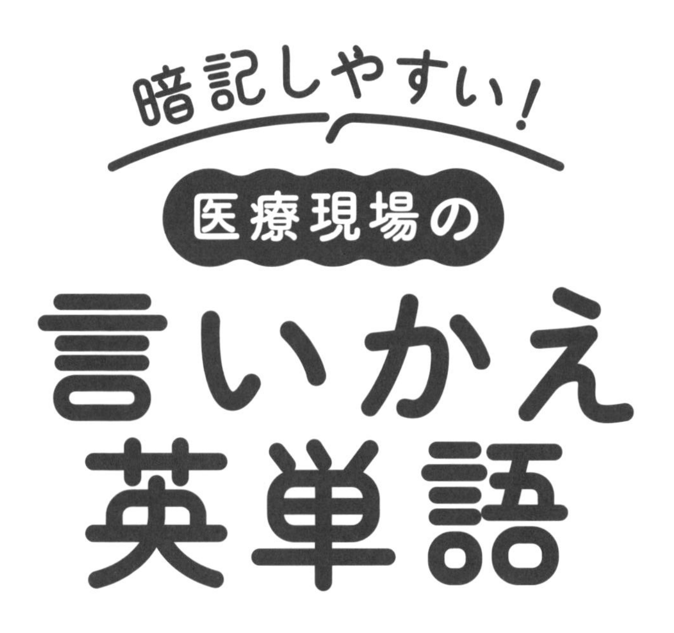

編著　山田　悠史　マウントサイナイ医科大学
Medical English Hub（めどはぶ）代表
協力　Medical English Hub（めどはぶ）

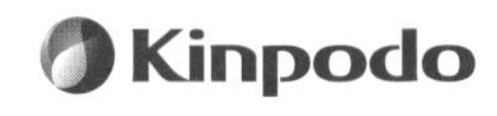

医療者と患者の架け橋に
～一般用語と専門用語をつなぐ単語帳～

医療の現場において、正確かつ適切なコミュニケーションは患者さんの安全や治療の成功に不可欠なものであることは言うまでもありません。一方、日本国内では、インバウンド需要の増加により外国人観光客は継続的な増加を示し、日本語だけでよかった医療現場でのコミュニケーションは少しずつ難しいものになりつつあるでしょう。そんな中、現場では自身の知っている範囲での英単語でコミュニケーションを取ったり、翻訳アプリを使ったりなどして対応されているかもしれません。しかし、医療者と患者さんとの間には、英語で乗り越えたと思った言葉の壁の奥に、専門用語という「もう一つの言葉の壁」が立ちはだかります。その壁は、ただ「英語を話す」では乗り越えられない高い壁です。本書『暗記しやすい！　医療現場の言いかえ英単語』は、2つの壁の両方を取り払い、医療従事者と患者さんの間の理解を深めることを目的として誕生しました。

本書では、身体の部位や臓器など、医療現場でよく使用される英単語を一般用語と専門用語に分けて紹介しています。例えば、「throat（喉）」と「pharynx（咽頭）」、「windpipe（気管）」と「trachea（気管）」など、日常的な表現と医学的な表現を並べて解説しています。これにより、英語の初学者でも英語の学びはじめから、患者さんとの会話、医療者同士での会話で、適切な言葉の使い分けができるようになります。

また、本書では単に単語を羅列するだけでなく、それぞれの用語のニュアンスや、患者さんへの説明方法についても詳しく解説しています。例えば、「stomach」と「abdomen」の違いや、「clean」と「sterile」の違いなど、微妙なニュアンスの違いも丁寧に説明しています。

さらに、医療英語に留まらず、一般英語学習にとっても有益な情報を含めるようにしました。例えば、前置詞の使い方や、話し言葉と書き言葉の違いなど、英語のコミュニケーションスキル全般の向上にも役立つコラムを随所に掲載しています。

医療の現場でのコミュニケーションでは、言葉の正確さと同時に思いやりも重要です。英語での思いやりのあるコミュニケーションを実現するためには、ただ英語をがむしゃらに学べば良いというものではありません。本書は、医療英単語に加えて、患者さんにわかりやすく伝える方法や工夫を学ぶことで、より温かみのあるコミュニケーションを実現する手助けとなると思います。

『暗記しやすい！　医療現場の言いかえ英単語』は、医療者はもちろん、医学生、通訳者、そして医療に関心のある一般の方々にとっても、有益な単語帳となるでしょう。本書が医療者と患者さんの間の架け橋のような役割を果たし、より効果的で思いやりのある医療英語コミュニケーションの実現に貢献できることを願っています。

2025年2月

マウントサイナイ医科大学／
Medical English Hub（めどはぶ）代表
山田 悠史

目次

COLUMN

音声データのご案内

- 本書では、QR コードを読み込むことで、実際の例文の音声データを聞くことができます
- 音声データの聞き方は以下の通りです

音声データの聞き方

記載の URL を入力するか,
QR コードで YouTube にアクセスしてください
https://youtu.be/YLhWuO1PQ-s

※視聴環境について（2025 年 1 月時点）

- 以下の環境で視聴できることを確認しておりますが、お使いの端末環境によっては視聴できない可能性もございます
  Windows：11
  Macintosh：14.5
  Android：14
  iOS：17.5.1
- インターネットへの接続環境によっては音声や画像が乱れる場合がございますので、あらかじめご了承ください
- ブラウザは最新バージョンにアップデートしてください
- 本サービスは図書館などの館外貸し出しを目的とする施設では利用できません

Chapter 1 ― 身体の部位

山田 悠史

単語帳

全身

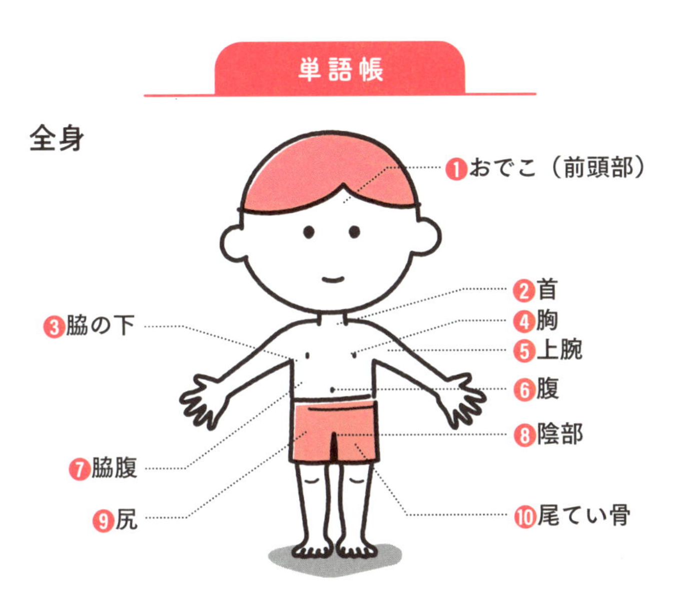

	一般用語	専門用語
❶おでこ（前頭部）	forehead	forehead（同じ）
❷首	neck	cervical area
❸脇の下	armpit	axilla
❹胸	chest	chest（thorax）
❺上腕	upper arm	brachium
❻腹	stomach	abdomen
❼脇腹	side of the stomach	flank
❽陰部	genitals	genitalia
❾尻	buttock	buttock（同じ）
❿尾てい骨	tailbone	coccyx

詳細

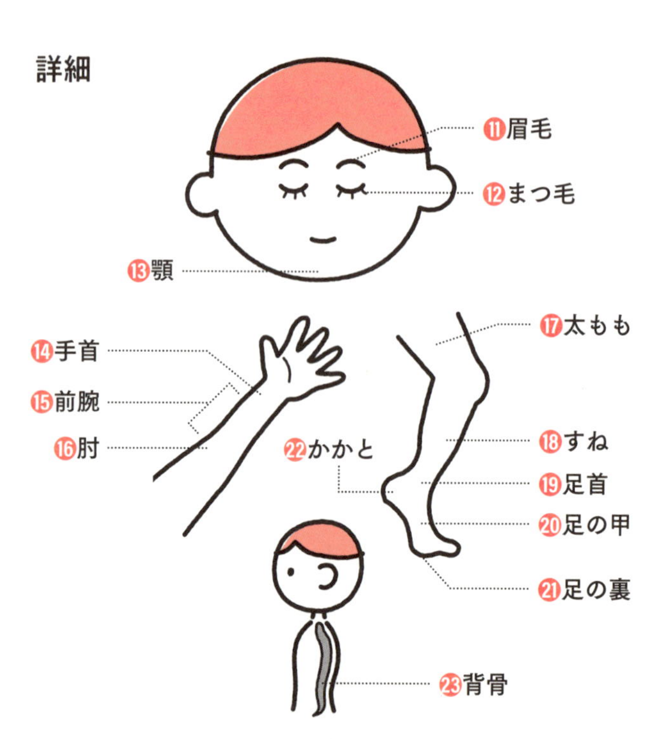

	一般用語	専門用語
⑪眉毛	eyebrows	supercilia
⑫まつ毛	eyelashes	cilia
⑬顎	chin / jaw	chin / jaw（同じ）
⑭手首	wrist	wrist（同じ）
⑮前腕	forearm	antebrachium
⑯肘	elbow	elbow（同じ）
⑰太もも	thigh	femoral region
⑱すね	shin	crural / tibial region
⑲足首	ankle	ankle（同じ）
⑳足の甲	top of the foot	dorsum of the foot
㉑足の裏	sole of the foot	plantar surface
㉒かかと	heel	calcaneus（踵骨を呼ぶ場合）
㉓背骨	backbone	spine

解説

身体の部位は基本となる言葉が多いですが、中には聞きなれない単語もあるかもしれません。特に、普段の診療であまり関わらない身体の部位については難しく感じられるかもしれません。

一般用語と専門用語に分類して記載をしていますが、厳密に区別できないものもあります。いくつかご紹介していきます。

stomach と abdomen

腹部を指す abdomen は、比較的多くの一般の人が理解をしているかもしれません。しかし、通じないこともあるため、その場合には stomach を用います。stomach には「胃」という意味もありますが、「お腹」という意味でも用いることができます。子ども向けには tummy や belly といった言葉も使うことができます。大人に belly などを用いることをできなくもないですが、人によっては馬鹿にされたような印象を受けるかもしれないので注意してください。

例文

"We're going to examine your abdomen to check for any abnormalities."
（異常がないかどうか確認するために、腹部を診察します。）

"Your abdominal pain is likely due to an irritation of the lining inside your stomach."
（あなたの腹痛は、おそらく胃の内側の粘膜の刺激によるものです。）

backbone と spine

脊椎を意味する spine は、abdomen と同様、spine のままでも多くの一般の人に理解してもらえる可能性が高いと思います。通じない場合は backbone を用いましょう。なお、脊椎全体ではなく、一つ一つの椎骨を指す場合は、vertebra（単数形）、vertebrae（複数形）を用います。さらに、特定の部位を指す場合には、ここに部位を示す単語を追加していきます。例えば、腰椎なら lumbar vertebrae、胸椎なら thoracic vertebrae となります。vertebrae よりは spine の方が一般的な言葉であるため、患者さんに腰椎を説明したい場合には lumbar spine、これで通じない場合には lower backbone や backbone in the lower back などという表現を使うと良いでしょう。

例文

"The backbone is a series of bones that runs down the middle of your back, providing support and flexibility."
(背骨は、あなたの背中の真ん中を通る一連の骨で、支持と柔軟性を与えてくれています。)

"Your recent back pain is likely related to an issue with your spine."
(最近の背中の痛みは、あなたの脊椎の問題に関連している可能性があります。)

chin と jaw

chin と jaw はともに一般用語として使用可能ですが、使うシーンが多少異なります。chin は、顔の下部前面にある突出した部分を指します。下顎骨の最も前面にある部分です。一般的には、顔の表情や外観を形作る部位として言及されます。一方、jaw は、口を開閉するのに関連する骨格の一部を指しています。上顎と下顎の 2 つの部分から成り立っています。chin は外観を指すときに用いられる傾向があり、jaw はより口の動きや咀嚼に関連する機能的な構造を指すときに用いられる傾向があるかもしれません(図 1-1)。

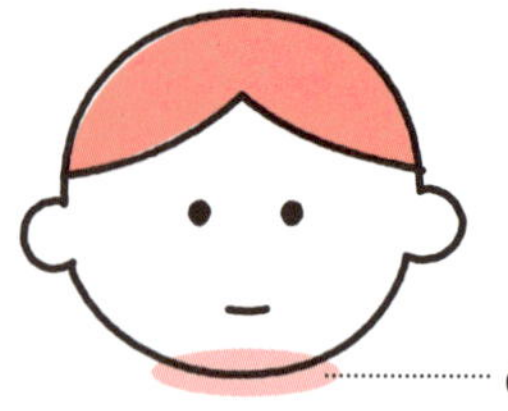

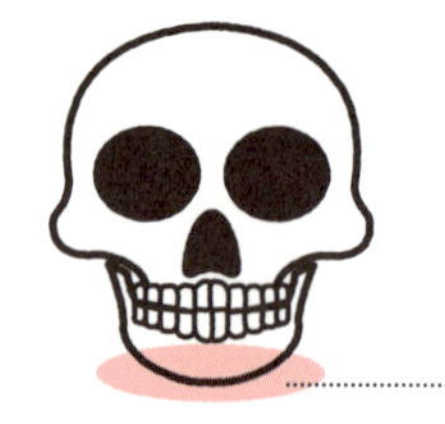

図 1-1　chin と jaw の違い

例文

"You have a small abrasion on your chin. It's important to keep the area clean and dry to prevent infection."
（顎に小さな擦り傷があります。感染を防ぐために、その部分を清潔で乾燥した状態に保つことが重要です。）

"It seems like your jaw pain might be due to a condition called temporomandibular joint disorder."
（あなたの顎の痛みは、顎関節症と呼ばれる病気によるもののようです。）

腹部診察部位を表現するための quadrant

先に腹部は abdomen または stomach で表現すると説明しましたが、どこの診察部位に異常所見があったかを共通言語として伝えるには、さらに腹部のどの場所であったかを示す表現が必要です。そんなときに使える単語がこの quadrant です。「四半部」という意味があり、ここでは腹部で用いるので、腹部を 4 つに分けた区分という意味になります。これを用いて、右上腹部はright upper quadrant、左下腹部ならleft lower quadrantという具合になります（図1-2-左）。

また、さらに細かく9に分類する表現もあります（図1-2-右）。特に、quadrantではうまく表現しきれない中央部分の表現をよく使います。上、中、下でそれぞれepigastric、umbilical、suprapubic regionと表現します。これらも合わせて覚えておくと良いでしょう。

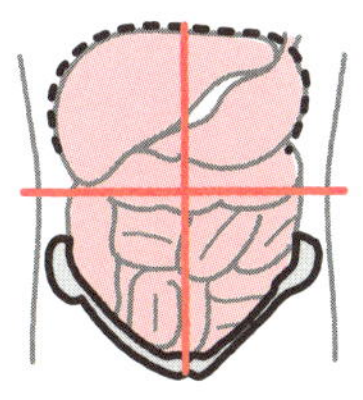
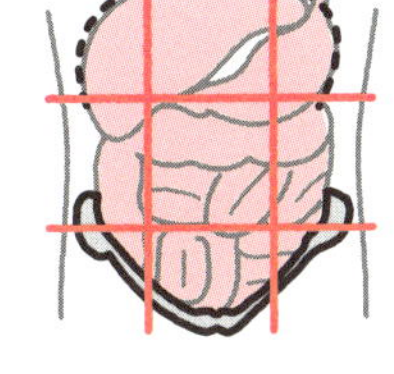

図1-2　診察部位の表現

例文

"During the examination, I noticed some tenderness in the right upper quadrant of your abdomen."
（診察中、あなたの右上腹部に圧痛を認めました。）

"Dr. Smith, I examined the patient with lower abdominal pain you had referred to me. I found significant suprapubic tenderness, but no rebound or guarding."
（スミス先生、下腹部痛でご紹介いただいた患者を診察しました。恥骨上部に著明な圧痛がありましたが、反跳痛や筋性防御はありませんでした。）

COLUMN

前置詞

身体診察の際には、様々な前置詞を使うことになると思いますので、ここで前置詞をまとめておさらいしておきましょう。前置詞をマスターするにあたっては、直訳を暗記するよりもイメージで記憶しておくと、応用しやすくなると思いますので、図1-3のようなイメージを頭に入れておきましょう。

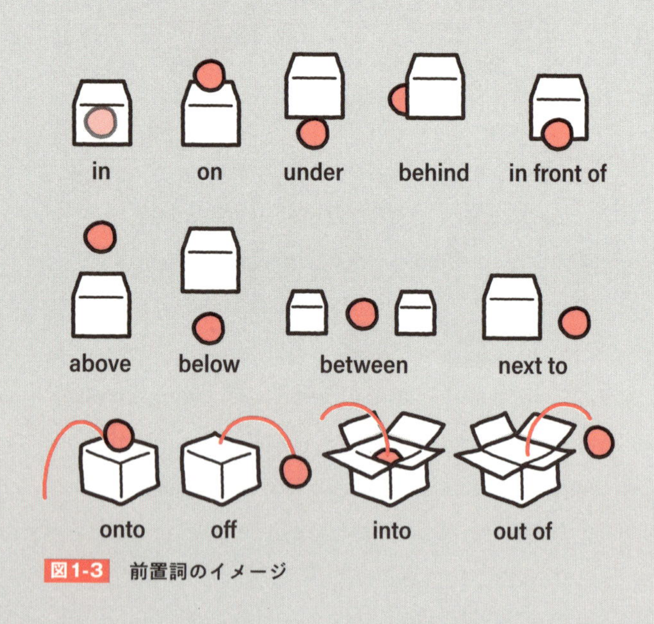

図1-3 前置詞のイメージ

Chapter 2

臓器

山田 悠史

単語帳

上半身

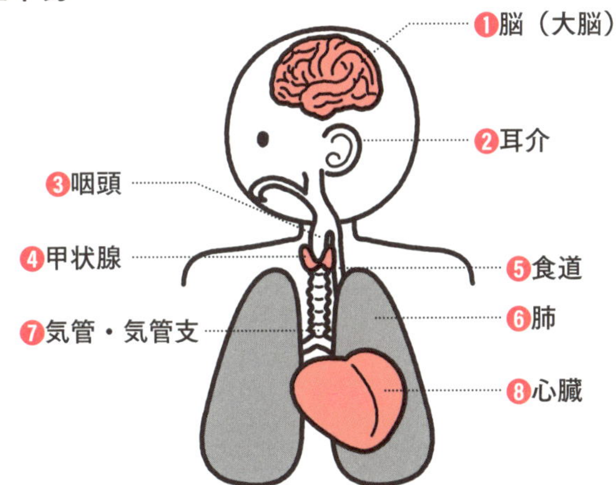

	一般用語	専門用語
❶脳（大脳）	brain	brain（形容詞 cerebral）
❷耳介	ear（outer ear）	auricle
❸咽頭	throat	pharynx
❹甲状腺	thyroid（a gland at the front of your neck）	thyroid
❺食道	esophagus（food pipe）	esophagus（形容詞 esoph-ageal）
❻肺	lungs	lungs（形容詞 pulmonary）
❼気管・気管支	trachea（windpipe）/airway	trachea/bronchus
❽心臓	heart	heart（形容詞 cardiac）

下半身

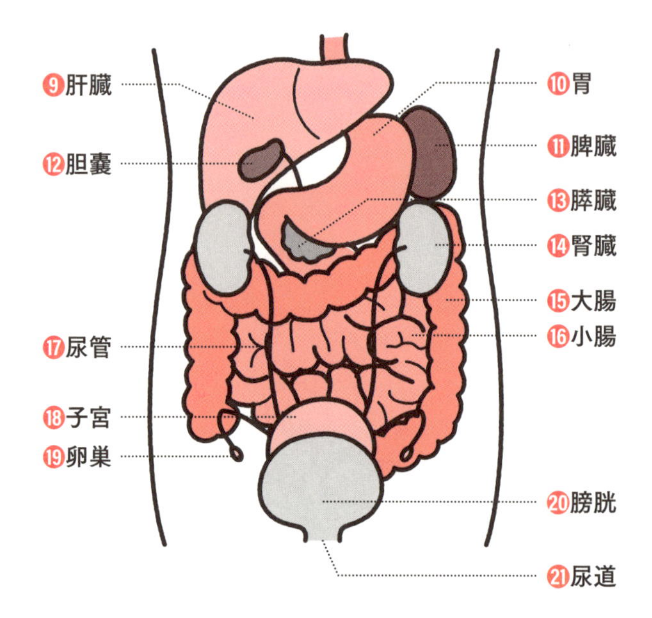

	一般用語	専門用語
⑨肝臓	liver	liver（形容詞 hepatic）
⑩胃	stomach	stomach（形容詞 gastric）
⑪脾臓	spleen	spleen
⑫胆嚢	gallbladder	gallbladder
⑬膵臓	pancreas	pancreas（形容詞 pancreatic）
⑭腎臓	kidney	kidney（形容詞 renal）
⑮大腸	large intestine	large intestine（colon/rectum）
⑯小腸	small intestine	small intestine（jejunum/ileum）
⑰尿管	ureter	ureter
⑱子宮	uterus（womb）	uterus
⑲卵巣	ovary	ovary
⑳膀胱	bladder	bladder
㉑尿道	urethra	urethra

解説

臓器を指す英単語も基本的な単語が多いですが、中には聞きなれない単語もあるかもしれません。主要な臓器については、専門外でも整理をしておくと良いでしょう。

throat と pharynx

throat は一般的に多くの人が理解している用語ですが、必ずしも咽頭に限らず喉全体を指す言葉です。一方、pharynx はより専門的な医学用語で、喉の一部である咽頭を指します。なお、喉頭は larynx で、それぞれ形容詞は pharyngeal、laryngeal となります。これらも合わせて覚えておきましょう。pharynx が通じない場合、より広い範囲を指す言葉ではあるものの throat を使えば良いですし、喉の痛みや違和感など一般的な症状を説明する際にはそれで十分でしょう。医療者同士で、より専門的な診断や解剖学的な詳細を述べる場合には pharynx を使用するのが適切です。

例文

"I have a sore throat. It hurts every time I swallow."
（飲み込むたびに喉が痛いです。）

"The doctor said that the swelling is in my pharynx."
（先生は、腫れが咽頭にあると言っていました。）

outer ear と auricle

outer ear は一般的に耳の外側全体を指す用語で、耳介（auricle）と耳道（ear canal）を含む言葉になります。一方、auricle はより専門的な医学用語で、耳介自体を指します。ただし、日常会話では auricle では通じない可能性が高く、outer ear を使用することが多いと思います。医療者同士で、医学的な詳細や特定の解剖学的特徴を指摘する場合には auricle を使用します。

例文

"Make sure to dry your outer ear thoroughly after swimming to prevent infections."
（水泳の後は感染を防ぐために外耳をしっかり乾かしてください。）

"The piercing should be done on the auricle, not too close to the ear canal."
（ピアスは耳道に近すぎないように耳介に行うべきです。）

windpipe/airway と trachea/bronchus

windpipe または airway は一般的な用語で、windpipe は気管を指す日常的な表現です。一方、airway は呼吸の経路全般を示すため、気管の他にも気管支などを含む表現になります。専門的な医学用語として trachea は気管を、

bronchus は気管から肺に向かって分岐する気管支（主に主気管支）を指します。日常会話では windpipe や airway が使われることが多く、例えば呼吸困難や異物の詰まりなどを説明する際に便利です。一方、より専門的な診断や医学的な文脈では trachea と bronchus が使用されます。患者さんによっては、trachea や bronchus で十分伝わる場合もありますが、通じない場合には、windpipe、airway で置き換えると良いでしょう。

例文

"He felt like something was stuck in his windpipe, making it hard to breathe."
(彼は何かが気管に詰まっていて、呼吸が困難だと感じました。)

"The X-ray shows an obstruction in the bronchus, which requires further investigation."
(X 線検査で気管支に閉塞が見られるため、さらなる検査が必要です。)

形容詞に注意

名詞では一般用語と専門用語が共通するものの、形容詞が途端に変化して専門用語でのみ使われる単語があるので注意する必要があります。

英語で名詞と形容詞が全く異なる単語になるのは、言語の歴史的な発展や語源の違いに由来しています。例えば、「肝臓」と「肝臓の」を意味する「liver」と「hepatic」の場合を見てみましょう。

> **liver**：「liver」は古英語の「lifer」から来ています。これは名詞で肝臓を指す言葉となり、日常言語としても専門用語としても使われ続けています。
> **hepatic**：「hepatic」はラテン語の「hepaticus」から来ており、古代ギリシャ語の「hepatikos」（肝の）から派生したと言われています。このギリシャ語由来の hepatic は医学的な文脈で使われることが多く、形容詞としてのみ定着しています。

このような単語は他にもいくつかあるので、合わせて覚えておきましょう（**表2-1**）。これらの形容詞は、一般の人には通じない可能性が高く、名詞を用いて表現するか「～ related」などとして伝える必要があります。例えば、renal disease ではなく、kidney disease と表現するといった具合です。

表2-1　名詞と形容詞が全く異なる単語

日本語	名詞	形容詞
肝臓	liver	hepatic
心臓	heart	cardiac
腎臓	kidney	renal
皮膚	skin	dermatologic
肺	lung	pulmonary
胃	stomach	gastric
耳	ear	otologic
骨	bone	osteo ～

※接頭辞として使用

COLUMN

話し言葉と書き言葉の違い

英語では、時に話し言葉と書き言葉の間で違いが見られることがあります。これはフランクな会話とオフィシャルな文章との間で特に顕著になります。口語では短縮形やスラングが使われやすい一方で、書き言葉ではより正式で完全な表現が求められることが多いです。ただし、友人同士のテキストなどでは口語の延長で、短縮系がそのまま書き言葉で用いられることもあります。

例文

例文1

話し言葉）カフェで

"I'm gonna grab a coffee. Wanna join?"

（コーヒーを買いに行くよ。一緒に行く？）

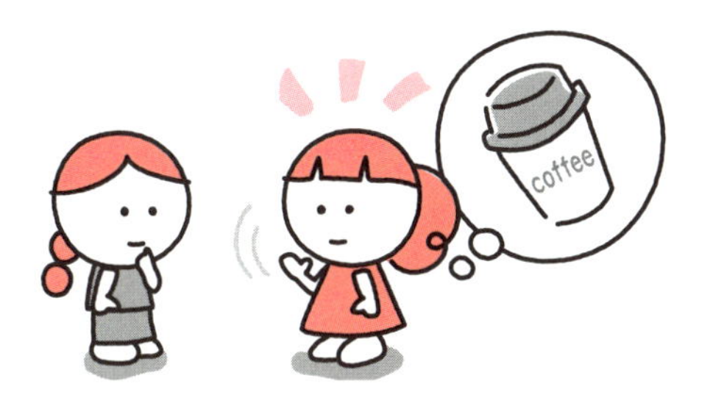

口語表現のgonna（going toの短縮形）とwanna（want toの短縮形）は友人同士のフランクな会話でよく使われます。

書き言葉）ビジネスメール

"I am going to attend the meeting at three. Would you like to join me?"

（私は3時の会議に出席するつもりです。ご一緒しませんか？）

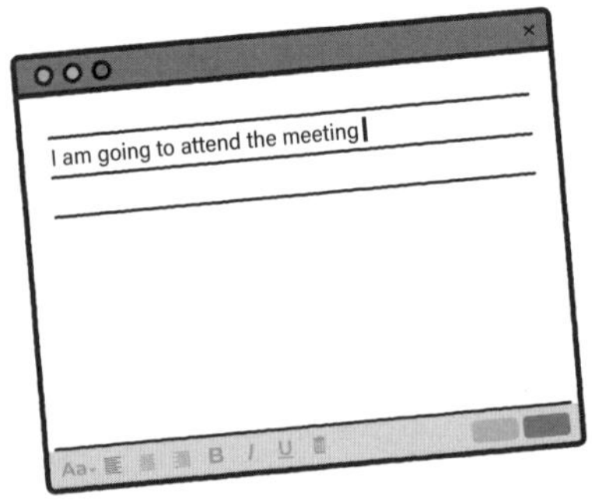

特にビジネスシーンの書き言葉では、gonnaやwannaのような短縮形を避け、going toと完全な形で表現し、丁寧な言い回しのWould you likeなどの表現を使用します。

例文 2

話し言葉）カフェで

“I gotta finish this project by tomorrow. It's really stressing me out.”

（明日までにこのプロジェクトを終わらせないと。本当にストレスが溜まるよ。）

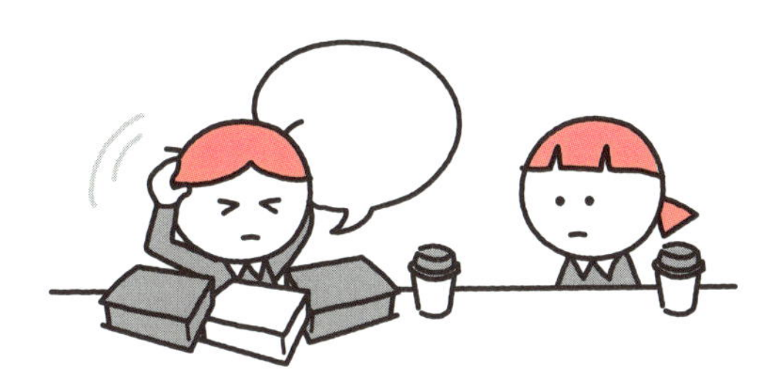

gotta（have got to の短縮形）はフランクな会話でよく使われる表現で、「〜しなければならない」という意味になります。日常会話で必要性を示すための表現として便利です。

書き言葉）ビジネスメール

“I need to complete this project by tomorrow. It has been quite challenging.”

（明日までにこのプロジェクトを完成させなければなりません。かなり難航しています。）

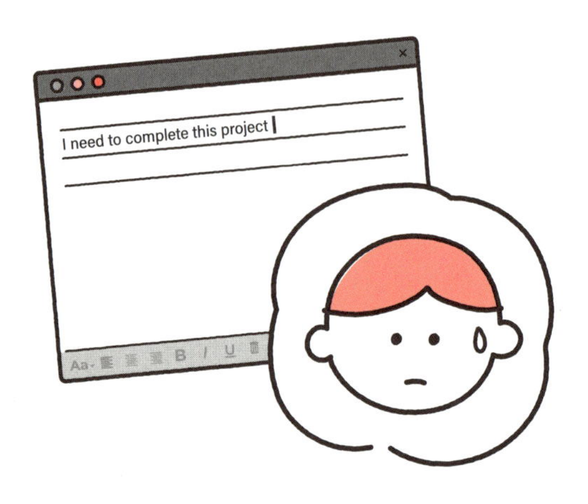

書き言葉では、gotta の代わりに need to などを使って表現し、さらに “It's really stressing me out.” をよりフォーマルな “It has been quite challenging.” と言い換えます。

このような違いを理解しておくことは、英語を適材適所で使用する上でとても大切です。英語には敬語がないと勘違いされることもありますが、実際には相手や場面によって、適切・不適切な表現があり、例えばビジネスメールで言葉の選択を間違えると、未熟さや失礼な印象を与えることもあるため、注意が必要です。

Chapter 3

痛みを説明する

仁科 有加

単語帳

pain（全般的な）痛み／名詞

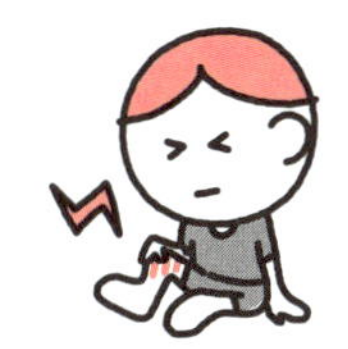

筋肉痛（名詞）

一般用語	専門用語
muscle pain	myalgia

胸痛（名詞）

一般用語	専門用語
chest pain	－

関節痛（名詞）

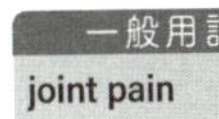

一般用語	専門用語
joint pain	arthralgia

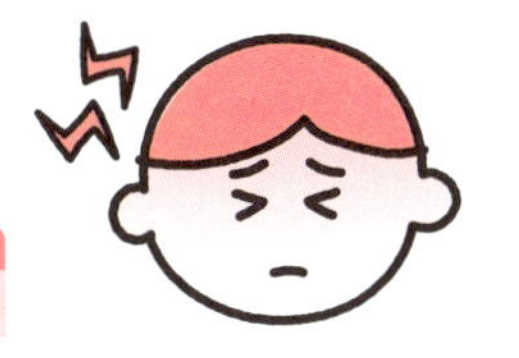

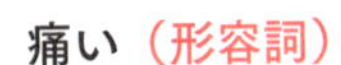

痛い（形容詞）

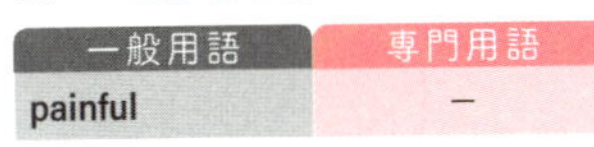

一般用語	専門用語
painful	－

painを形容する単語	
鋭い	sharp
鈍い	dull
ズキズキする	throbbing
焼けるような	burning
放散する	radiating
痙攣するような	cramping
潰されるような	crushing
鈍い	dull
締め付けられるような	gripping

painを形容する単語	
ナイフで刺されるような	stabbing
針で刺されるような	stinging
急性の	acute
慢性の	chronic
持続性の	persistent
間欠的な	intermittent
局所的な	localized
全身の、広範囲の	generalized

hurt（体・心が）痛む／動詞

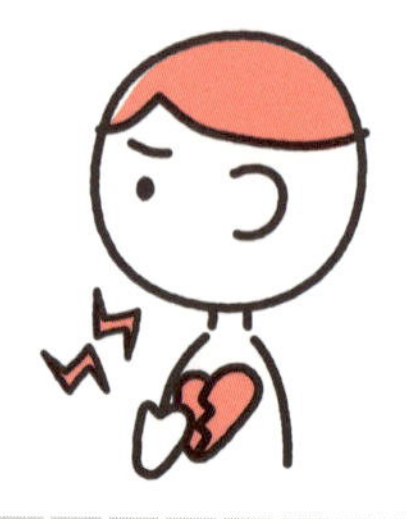

例文

"My ankle hurts when I walk."

（歩くと足首が痛いです。）

ache（中程度の持続的な）痛み／名詞・動詞

頭痛（名詞）

headache

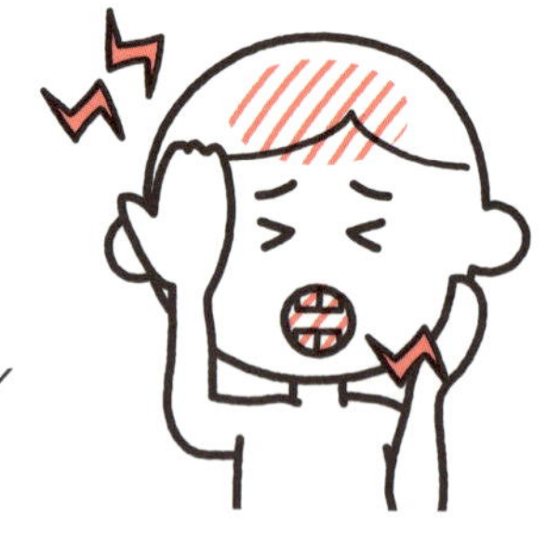

歯痛（名詞）

toothache

痛む（動詞）／
痛み（名詞）

ache

例文

"I had a headache when I woke up this morning."

（今朝、目が覚めると頭痛がありました。）

sore 炎症や怪我、感染などによる痛み／形容詞

咽頭痛（名詞）
sore throat
腰痛（名詞）
sore back
痛み（名詞）
soreness

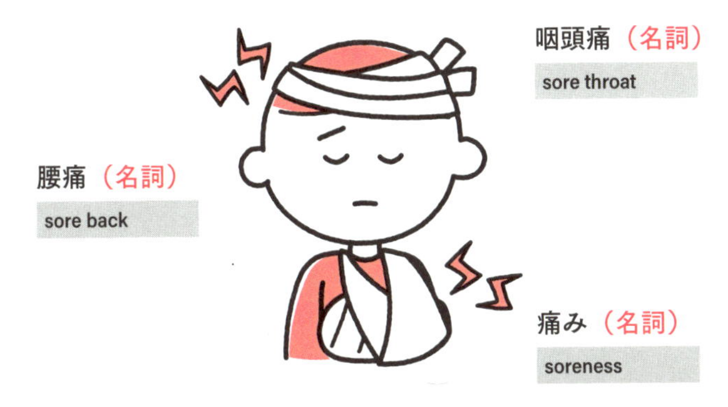

例文

"My muscles are sore after the exercise."

（運動の後、筋肉が痛いです。）

その他の表現

幻肢痛	phantom pain
圧痛	tenderness
感覚低下・しびれ	numbness
ちくちくする感覚	tingling
ビリビリするような不快感	pins and needles
鎮痛薬	analgestic
鎮痛剤	painkiller

解説

痛みには様々な種類があり、また感じ方も人によって異なります。どのような痛みを表現しようとしているのか、理解できるようにしておきましょう。

英語では痛みという用語に、pain、hurt、ache、sore と複数あります。冒頭の単語帳を参考に、それぞれの単語から派生する形容詞などの使い方に注意しましょう。

muscle pain と myalgia の違い

muscle pain は直訳すると「筋肉痛」で、日常的に使用されます。例えば、スポーツの後や重労働の後などに感じる筋肉の痛みを表現する際に使われ、muscle soreness も同様の意味で使用されます。一方、myalgia はギリシャ語由来の医学用語で、「myo-」は筋肉、「-algia」は痛みを表します（表 3-1）。したがって、「myalgia」も同じく「筋肉痛」の意味になりますが、特に医療者間でのコミュニケーションやカルテ記載で使用されます。例えば、感染症や慢性疾患などに関連する筋肉の痛みをカルテに記録する場合、myalgia と記載します。

表3-1　接尾語の「-algia」が付く医学用語の例

神経痛	neuralgia
関節痛	arthralgia
胃痛	gastralgia
線維筋痛（症）	fibromyalgia
頭痛	cephalalgia
乳房痛	mastalgia

例文

"After a long workout, I had some muscle pain in my legs."
（長い運動の後、脚に筋肉痛を感じました。）

"The doctor diagnosed myalgia due to influenza and recommended taking some rest."
（医者は、インフルエンザによる筋肉痛と診断し、休養を取るように勧めました。）

痛みを抑える対応

痛みを抑える対応は、pain management（疼痛管理）と言います。疼痛管理に必要な鎮痛剤は analgestic と言いますが、一般的には painkiller（痛み止め）と呼ばれますので、患者さんにはこちらを使う方が良いでしょう。

痛みの問診

痛みの訴えは、医療現場において、最もよく聞く症状の一つです。患者さんは自分の感じたように様々な表現を使って、痛みの性質や状況などを訴えます。痛みに関する異なる表現を理解するとともに、痛みについて上手に聞き出す方法も学んでおきましょう。

まず、患者さんの訴えに対し、オープンクエスチョンで尋ねることは問診の基本です。患者さんが痛みを訴える場合、最初にすべき質問について、ここで押さえておきましょう。

シンプルにどのような痛みかを詳しく知りたいときは "Could you describe your pain?" と尋ねることができます。このときの患者さんからの期待される回答としては、前述のpainを形容する単語より "It is a sharp/dull/stabbing pain."（鋭い／鈍い／刺すような）などとなります。

例文

"Could you describe your pain for me?
（どのような痛みか説明してもらえますか？）

"What is the pain like?"
（痛みはどのようなものですか？）

ソクラテスで聞く痛みの性質

痛みを訴える患者さんには、「ソクラテス」（**表3-2**）を使うと、もれなく痛みの性質を聞き出すことができます。患者さんは必ずしも医師が期待しているような情報を自ら説明してくれるとは限りません。痛みの特徴を聞き出し、鑑別診断を絞るために役立てましょう。

表3-2　痛みの問診：SOCRATES「ソクラテス」

S	site	場所	"Where does it hurt?" （どこが痛みますか？）
O	onset	発症時間	"How did the pain start, suddenly or gradually?" （どのように痛み始めましたか？急にですか、それとも徐々に痛み出しましたか？）
C	character	性質	"What kind of pain is it?" （どのような痛みですか？）
R	radiation	放散痛	"Does the pain go anywhere else?" （痛みはどこか他の場所へ広がりますか？）
A	associated symptoms	関連する症状	"Do you have any other symptoms when you have this pain?" （痛みがあるときに他の症状はありますか？）
T	timing	時間的特徴	"What were you doing when the pain started?" （痛みが出現したとき、何をしていましたか？）
E	exacerbating & relieving factors	痛みを増悪させるもの、和らげるもの	"Does anything make your pain worse?" （症状を悪くするものはありますか？） "Is there anything that reduces the pain?" （痛みを和らげるものはありますか？）
S	severity / score	程度	"How severe is your pain?" （どのくらい痛みますか？）

ペインスケール

痛みというのは主観的な感覚ですが、この主観的な痛みの程度を客観的に表すために用いられるのが「ペインスケール」です。時間経過とともに痛みの程度の変化を確認する際の目安にもなります。

ペインスケールは目的や対象によっていくつかありますが、1から10までの10段階で尋ねるものがよく使用されます。ペインスケールを使って患者さんに痛みの強度を表現してもらうとき、“Could you rate your pain on a scale of one to ten, with one being the lowest and ten being the highest?”（1が最も弱くて、10が最大の痛みとすると、その痛みはどれくらいですか？）という言い方をよく使います。なお、rateやscoreはともに点数をつけるというような意味で、数字で答えてもらうスケールの質問には使いやすい動詞です。またスケールを0－10として、“Zero means no pain and ten is the worst pain that you can imagine. How are you feeling now?”〔0は痛みがないことを意味し、10は想像しうる最悪の痛みを意味します。今（痛みを）どのように感じていますか？〕という聞き方も可能です。

例文

"Could you rate your pain on a scale of one to ten, with one being the lowest and ten being the highest?"
（1 が最も弱くて、10 が最大の痛みとすると、その痛みはどれくらいですか？）

"How severe is the pain？"
（痛みはどれくらい強いですか？）

"Does it bother you at night"
（夜中に痛みますか？）

COLUMN
診察に使える動詞・句動詞

患者さんを診察する際、検査を行う際などに、動作を指示して協力してもらうことがありますが、その際、様々な動詞・句動詞が使われます（表3-3）。具体的な指示を出すことによって協力が得られやすくなります。様々な動作の指示ができるようになりましょう。

また、動作を依頼する際、“Could/Would you do ～ for me?” というのが丁寧です。“Please do ～ ” だけでは状況によっては命令調に聞こえてしまうことがありますので注意が必要です。

表3-3　動作を依頼する際に用いる動詞・句動詞

息を吸う	breath in	下を見る	look down
息を吐く	breath out	指を目で追う	follow my finger
息を止める	hold your breath	握り拳を作る	make a fist
横になる	lie down	拳を開く	unclench/release your fist
起き上がる	sit up	シャツを脱ぐ	remove your shirt
立ち上がる	stand up	ガウンを着る	put on the hospital gown
前かがみになる	bend forward	袖を捲る	roll up your sleeve
回る	turn around	膝を曲げる	bend your knee
腕を上げる	raise your arm	膝を伸ばす	straighten your knee
腕を下ろす	lower your arm	前を向く	look straight ahead
頭を後ろに傾ける	tilt your head back	片足でバランスを取る	balance on one foot
上を見る	look up		

Chapter 4

症状

松浦 有佑

単語帳

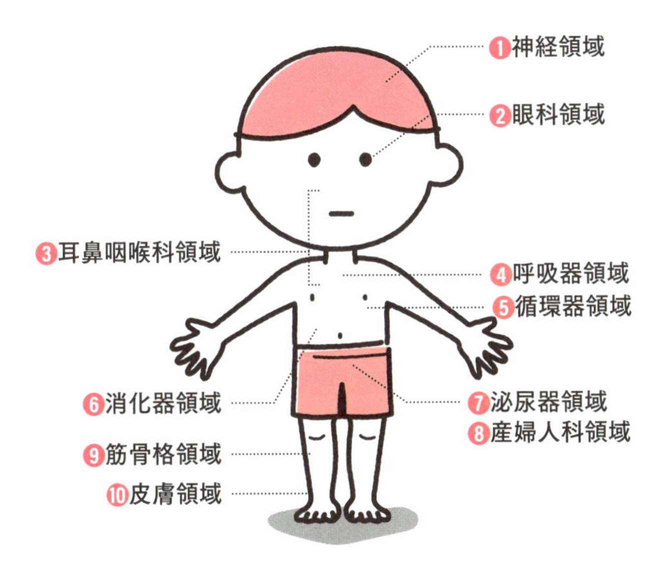

	一般用語	専門用語
全身		
倦怠感	tiredness/lethargy	malaise
疲労感	tiredness/fatigue	fatigue
発熱	fever	fever/pyrexia
発汗	sweating	diaphoresis
体重減少	weight loss	weight loss（同じ）
むくみ（浮腫）	swelling	edema

	一般用語	専門用語
❶神経領域		
頭痛	headache	headache/cephalgia
しびれ（感覚鈍麻）	numbness	hypoesthesia /paresthesia
しびれ（ピリピリ感）	tingling sensation/pins and needles	paresthesia
脱力感	weakness	weakness/asthenia
失神	fainting/passing out	syncope
❷眼科領域		
目のかすみ	blurred vision	blurred vision（同じ）
眼痛	eye pain	ophthalmalgia
ドライアイ	dry eyes	keratoconjunctivitis sicca
❸耳鼻咽喉科領域		
耳鳴り	ringing in ears	tinnitus
難聴	hearing loss	auditory（hearing）impairment
めまい（回転性）	dizziness/spinning sensation	vertigo
耳痛	ear pain	otalgia
咽頭痛	throat pain または sore throat	pharyngalgia
声枯れ	dry voice/ hoarseness	dysphonia
嚥下痛	painful swallowing	odynophagia
嚥下困難	difficulty swallowing	dysphagia
❹呼吸器領域		
咳	cough	cough/tussis
呼吸苦（息切れ）	shortness of breath	dyspnea
喘鳴	wheezing	wheezing（同じ）
❺循環器領域		
胸痛	chest pain	chest pain（同じ）
動悸	pounding heart, racing heart	palpitation

❻消化器領域

腹痛	stomachache	abdominal pain
吐き気	nausea	nausea（同じ）
嘔吐	vomiting/throwing up	emesis
下痢	diarrhea	diarrhea（同じ）
膨満感	bloating stomach	abdominal distension
食欲不振	appetite loss	anorexia

❼泌尿器領域

排尿痛	pain during urination	dysuria
血尿	blood in urine	hematuria
排尿困難（尿閉）	difficulty urinating	urinary retention
睾丸痛	testicular pain	orchialgia

❽産婦人科領域

不正出血	abnormal uterine bleeding	menometrorrhagia
性交時痛	painful sex/pain during intercourse	dyspareunia
過多月経	heavy periods	menorrhagia
ほてり（更年期）	hot flash	hot flash（同じ）

❾筋骨格領域

筋肉痛	muscle pain	myalgia
歩行異常	walking abnormalities	abnormal gait
跛行（はこう）	limping	claudication
腰痛	lower back pain	lower back pain（同じ）/ lumbago
突き指	jammed finger	finger sprain

❿皮膚領域

発疹	rash	rash/exanthem
あざ	bruise	ecchymosis
痒み	itching	pruritus
赤み	redness	erythema
擦り傷	scratch	abrasion
切り傷	cut	laceration

解説

単語帳は臓器ごとによくある症状をまとめてあります。専門用語と一般用語それぞれ記載がありますが、一般用語の症状をそのままカルテに記載することも多く、必ず専門用語を覚えていなければならないわけではありません。また単語帳の一部に見られるように、一般用語と専門用語の区別がない、あったとしても実際の医療現場ですらほぼ使われないレベルの専門用語もあります。

単語帳にある単語はいずれも名詞ですが、実際には形容詞の形で使われることもあります。例えば feel という動詞を用いて症状を表す際は一般的に形容詞を使って表現されることが多く、“My legs feel numb.”（両足の感覚がありません）というように numbness ではなく numb を使います。あるいは、dizziness ではなくて dizzy を用いて “I feel dizzy.”（めまいがします）と表現します。

それでは、前述の単語帳で紛らわしいものや区別が必要なものをいくつかピックアップしてみていきましょう。

疲労感、倦怠感

疲れを表す表現は、たくさん存在します。一般用語としては、be worn out、be exhausted、be drained など、様々なフレーズが使われますが、最も一般的で簡単な表現は tiredness です。例えば “I am tired” と言えば、疲労感があると表現できます。tired は身体と精神の両方の疲労を含むニュアンスで一般用語としてよく使われますが、他の表現の細かな違いも見てみましょう。

fatigueは身体的な疲労を指し、医療用語だけでなく、一般的な会話でも使用できます。医療の文脈では疲労に対する英語として、fatigueを覚えておくと良いでしょう。

lethargyは身体的な疲労だけでなく、精神的な疲れやエネルギーの枯渇を表すのにも使われ、一般的な会話と医療の場の両方で頻繁に使われます。fatigueより深刻なニュアンスがあり、医療の文脈では、覚醒度が低下した状態を示すのに使われることも多いので、その点でfatigueとは区別されます。

対照的にmalaiseは倦怠感を示します。ただの疲労ではなくどちらかというと「体調がすぐれない」というニュアンスがあり、医療関連の文脈で使用されることが多いです（図4-1）。

例文

"I have been extremely tired lately, no matter how much rest I get."
（最近どれだけ休んでも、ずっと疲れているんです。）

"Persistent fatigue can be a symptom of many conditions. How long have you been feeling fatigued?"
（持続的な疲労感からは、あらゆる病状が考えられます。どのくらいの期間感じていますか？）

tiredness
- fatigue（身体的な疲労感）
- lethargy（心身エネルギーの枯渇）
- malaise（倦怠感、気分が優れない）

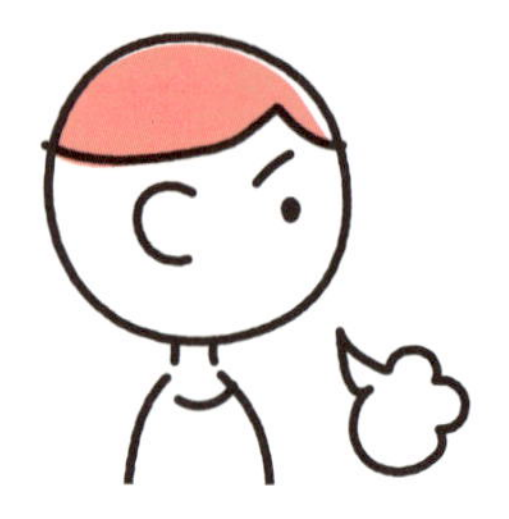

図4-1 疲れ

めまいの使い分け

めまいには様々な種類があります。日本語でも「ふわふわするめまい」や「ぐるぐる目の回るようなめまい」など、様々な表現が使われることがあります。英語でも、めまいの種類によって異なる単語が使用されます。一般に、広い意味でのめまいは dizziness で表現されます。臨床現場では、使う人によって dizziness のニュアンスが異なってきますが、基本的に専門用語としてもあらゆるタイプのめまいを表すことが可能です[1)]。

より細分化される場合、一般用語では、目が回るタイプの回転性めまいは spinning と表現されることが多いです。また、浮遊感のあるめまいは lightheadedness、歩行バランスを失いふらつくようなめまいは、unsteadiness、気を失いそうになるようなめまいは nearly fainting などと細かに異なった表現が使用されることもあります。専門用語では、回転性めまいは vertigo であり、浮動性めまいは nonspecific dizziness が用いられたり、歩行のバランスを失った感覚を示したりする場合には disequilibrium が用いられることもあります。nearly fainting に対応した専門用語は presyncope（前失神）です。なお、syncope の発音は [sing·kuh·pee]（シンカピー）ですので、注意してください（図 4-2）。

例文

"I suddenly felt a spinning sensation yesterday and had to grab onto a chair."
（昨日、突然ぐるぐる回るようなめまいがして、椅子を掴まなければいけませんでした。）

"A spinning sensation can indicate an inner ear abnormality. Have you experienced anything like this before？"
（ぐるぐる回るようなめまいは、内耳の異常の可能性があります。過去に同じような経験はありますか。）

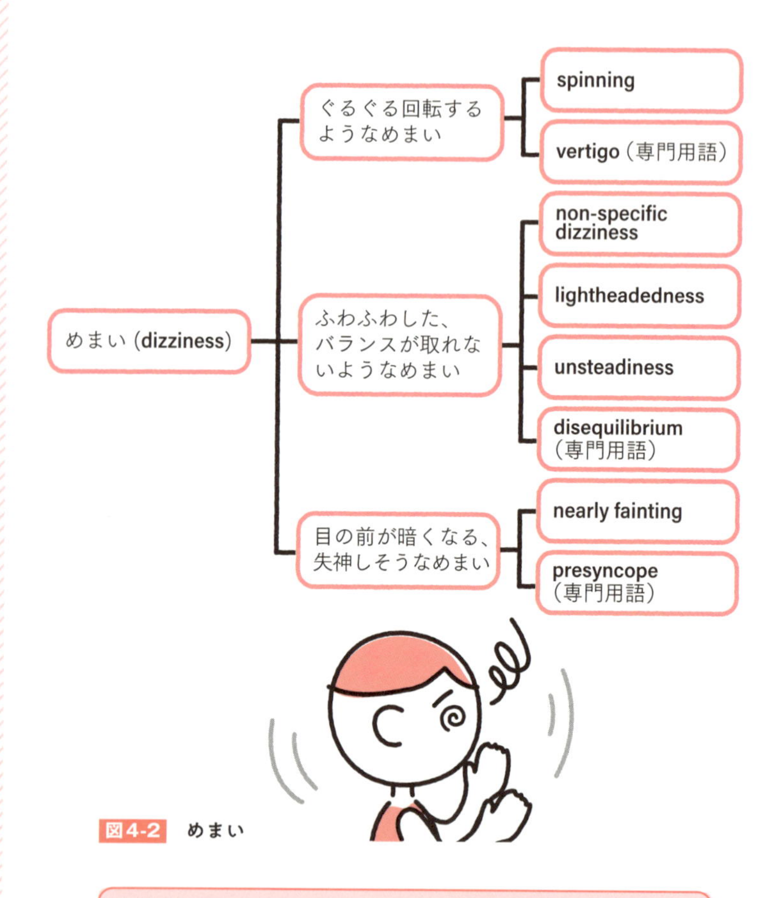

図4-2　めまい

numbness と tingling

神経症状「しびれ」に関する表現として、感覚が鈍くなるようなしびれと、ピリピリとした痛みを伴うしびれの症状があり、これらは一般的に異なる用語で表されます。いわゆる感覚の鈍麻を伴うしびれは一般に numbness と表現されます。一方で、ピリピリとした症状は tingling sensation、または pins and needles sensation と表現されることがあります。pins and needlesは、直訳の通り、まるでピンや針で刺されているかのような感覚を表します。興味深いことに、麻痺感やピリピリ感の表現は、専門用語ではどちらもparesthesiaという一つの単語で表すことが可能です。この単語は両方の意味を含んでおり、神経感覚の異常を指します（図4-3）。麻痺感（知覚神経の低下）に関しては、専門用語でhyposthesiaとも表現されます。

例文

"Do you think the numbness in my hands and feet will go away?"
（手足のしびれは治ると思いますか？）

"We will need to conduct some tests to find out more."
（詳しく知るためには、いくつかの検査が必要になります。）

知覚神経の麻痺感
numbness
paresthesia（専門用語）
hypoesthesia（専門用語）

神経のピリピリ感
tingling sensation
pins and needles sensation
paresthesia（専門用語）

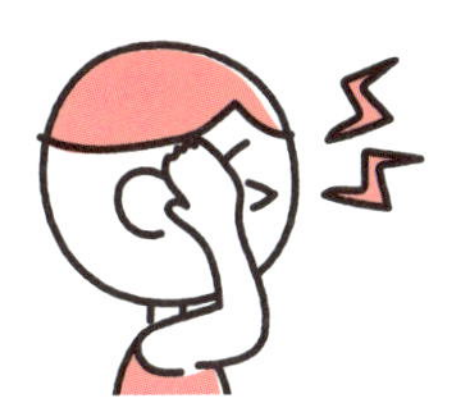

図4-3　神経症状

COLUMN

aを入れる？　入れない？

患者さんが症状を訴えるときに“I have……”と言われることが多いですが、“I have stomachache.”“I have a stomachache.”（お腹が痛い）はどちらが正しいでしょうか？

文法的に正しいのは後者です。冠詞が必ず必要かどうかは後にくる名詞によります。英語で特定の部位の症状を表す際にはaが必要になることがあります。腹痛ならば“I have a stomachache.”ですし、咽頭痛ならば“I have a sore throat.”です。これらstomachacheやsore throatはともに、特定の身体の部位における症状を指し、可算名詞なので不定冠詞の「a」をつけて表現します。

しかしながら、“I have chest pain.”と言った場合にはaがつきませんし、関節痛を表す場合にも“I have joint pain.”となります。これはpainという英単語が状態を説明する名詞で不可算名詞だからですね。他にも状態を説明するような単語は不可算名詞であることが多くaがつきません。例えば“I have nausea.”（吐き気がある）、“I have diarrhea.”（下痢です）のように使います。

このようにaを使うか使わないかは、後に来る名詞によって異なります。このような細かな文法は正式な文書を作成する際などには重要ですが、口語のコミュニケーションではａの使い方を間違えても伝わらないことはないので、患者さんとのコミュニケーションでは臆さず英語を話す姿勢も大切です。

参考文献

1）　https://www.mayoclinic.org/diseases-conditions/dizziness/symptoms-causes/syc-20371787#:~:text=Overview,reasons%20adults%20visit%20their%20doctors

Chapter 5

病気・怪我

園田 健人

単語帳

病気

	一般用語	専門用語
風邪	common cold	upper respiratory tract infection（URI）
花粉症	hay fever	seasonal allergy
ウイルス性胃腸炎	stomach flu	viral gastroenteritis
伝染性単核球症	mono	infectious mononucleosis
百日咳	whooping cough	pertussis
褥瘡	bedsore	pressure ulcer
外耳炎	swimmer's ear	otitis externa
口唇ヘルペス	cold sore（fever blister）	herpes labialis（oral herpes）
水虫	athlete's foot	tinea pedis
心筋梗塞	heart attack	myocardial infarction
水痘	chickenpox	varicella
溶連菌咽頭炎	strep	streptococcal pharyngitis
扁平足	flatfoot	pes planus
外反母趾	bunions	hallux valgus
こむら返り（足がつること）	charley horse	muscle spasm or cramp
膝蓋大腿痛症候群	runner's knee	patellofemoral pain syndrome
上腕骨内側上顆炎	golfer's elbow	medial epicondylitis
上腕骨外側上顆炎	tennis elbow	lateral epicondylitis
五十肩（肩関節周囲炎）	frozen shoulder	adhesive capsulitis

腎結石	kidney stones	nephrolithiasis
結膜炎（主に伝染性結膜炎）	pink eye	conjunctivitis
一過性虚血発作	mini-stroke	TIA（transient ischemic attack）

怪我

	一般用語	専門用語
骨折	broken bone	fracture
打撲傷、挫傷	bruise	contusion
捻挫	twisted ankle	ankle sprain
脳震盪	concussion	mild traumatic brain injury
鼻血	nosebleed	epistaxis
目の周りにできる黒いアザ（眼窩周囲血腫）	black eye	periorbital hematoma
皮膚の傷（裂傷）	cut	laceration
擦り傷	scrape	abrasion
肉離れ	pulled muscle	muscle sprain
椎間板ヘルニア	slipped disk	herniated disk
むち打ち（頸椎捻挫、外傷性頸部症候群）	whiplash	cervical acceleration-deceleration injury

解説

英語における一般病名は2つの英単語の組み合わせであることが多く、その場合、直感的に理解しやすいです。例えば、褥瘡はbedsoreと表しますが、これはbed（ベッド）とsore（痛い）を組み合わせて、ベッドに長時間同じ姿勢でいることに伴い、痛みが生じる、ということから褥瘡を想起します。そうすれば丸覚えせず、理解して身につけることができます。ただ中には、特有の表現を用いる場合もあり、そういった病名は慣れて覚えていくしかありません。以下、混同しやすい単語の説明、特殊な表現の言葉の由来を紹介していきます。

disease と illness

「病気」の英語というと、diseaseを想起する方が多いでしょう。diseaseは多様な場面で使用することができ、実際に医療者も患者さんもよく用いる単語です。なお、diseaseは患者の中には、重大な病気を意図して使っていると捉える方もいるため、一般的な外来における慢性疾患を指す場合にはillnessを優先して用いた方が無難かもしれません。ここでは、あまり馴染みがないかもしれない、その他の表現であるailment、illness、conditionについて解説していきます。

diseaseは、医療場面・一般場面で使われ、特定の疾患を指すことが多く、医療現場で急性期から慢性期の疾患まで幅広く含有します。

また illness も、医療場面・一般場面で用いられ、個人の主観的な疾患に伴う不快な経験に焦点を当てる場合に使います。

ailment は、一般場面のみの使用で、一般的・インフォーマルな単語として、軽度な状態を指す場合に多く用います。そのため基本的に、医学の診断名としては使いません。

最後に condition は、医療場面・一般場面で使われ、漠然とした単語であり、幅広い状況に用いることができます。

例文

"Coronary artery disease develops when the major blood vessels supplying your heart with blood become damaged."
（冠動脈疾患は、血液を心臓に供給している血管が損傷した際に起こります。）

"A family physician treats acute and chronic illnesses and provides care to all ages and sexes."
（家庭医は急性期および慢性疾患の診療にあたると共に、すべての年齢や性別の方々に医療を提供します。）

"Regular exercise can help prevent many ailments associated with a sedentary lifestyle."
（定期的な運動は、活動量が少ないことによって起こる病気を防ぐことができます。）

"Her condition is slowly improving."
（彼女の状態はゆっくり快方に向かっています。）

injury と trauma

怪我を指す injury は、比較的多くの方が理解する言葉です。また類似した用語として、trauma があります。似てはいるものの、いくつか異なる点があるので、以下に例を交えて紹介していきます。

まず injury は、外的な因子（例：転倒、事故）に伴う身体的な害やダメージ（例：傷、骨折）を指します。程度は、軽度の傷から深刻な外傷まで含みます。trauma は、外的な因子に伴う身体へのダメージという点では共通しているものの、一般的には医療行為を要するような重度な外傷を指すことが多いです。例えば、包丁で指を少し切ってしまった際には injury、交通事故で深刻な怪我を負った場合には trauma を用います。

また、trauma は精神的なダメージにも用いることができます。例えば、強い精神的ストレスを受けて時間を経ても、その経験に対して強い恐怖を感じる心的外傷後ストレス障害は英語で Post-Traumatic Stress Disorder（PTSD）と表現します。

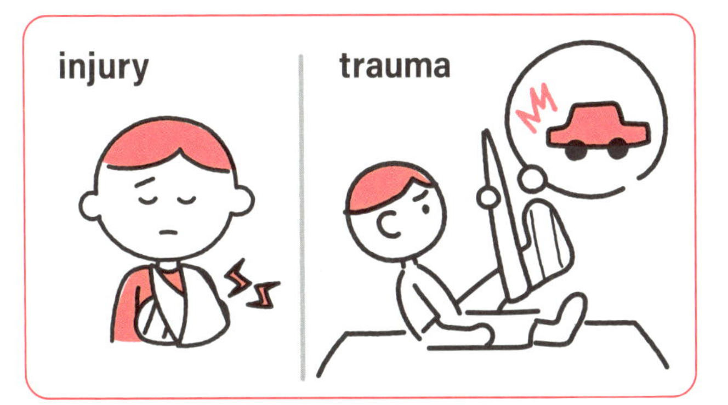

例文

"She suffered an injury to her back."
(彼女は背中に怪我を負いました。)

"He has never fully recovered from the trauma he suffered during his childhood."
(彼は幼少期に経験した心的外傷から完全に立ち直っていません。)

言葉の由来：cold sores

口唇ヘルペスという意味を表す cold sores は医療現場でよく使われる表現ですが、これは風邪（cold）を引いた際にそれが引き金となって、口唇に痛み（sores）を伴う疾患というところから来ているようです。同様に、風邪を引いて熱（fever）が出た後に水疱（blister）ができる経過から fever blister とも呼ばれています。

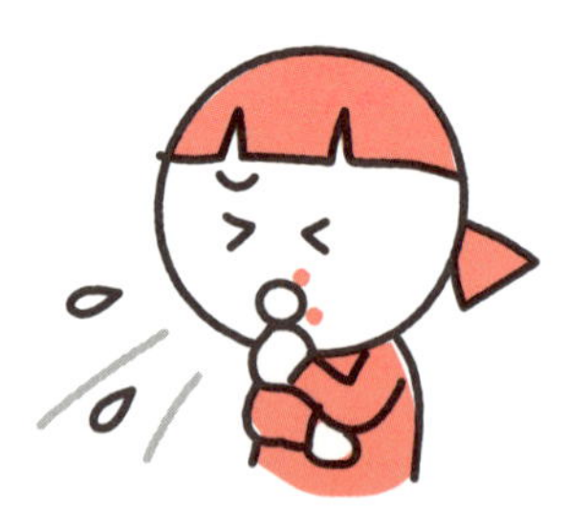

例文

"Many people manage their cold sores using home remedies such as applying ice to the affected area or using essential oils."
（多くの人は口唇ヘルペスに対して、氷やオイルを使うなどの自宅療養で対応します。）

言葉の由来：charley horse

こむら返りを意味する charley horse の正確な由来は明らかになっていませんが、諸説ありますので、今回は２つ紹介します。一つ目は野球選手であった、John Wesley "Jack" Glasscock が息子の John が野球の試合中に脚を引きずっていたのに対して「どうして（飼い馬の）老いた charley horse のように、脚を引きずって歩いているんだ」と言ったことが由来だという説が有名です。他の説としては、野球の内野を整備していた年老いた馬の名前が charley であり、そこから野球選手の間で脚を引きずって歩く様子を charley horse と呼ぶようになったとも言われています。なお、固有名詞であることから大文字にして表記されることがしばしばあります。

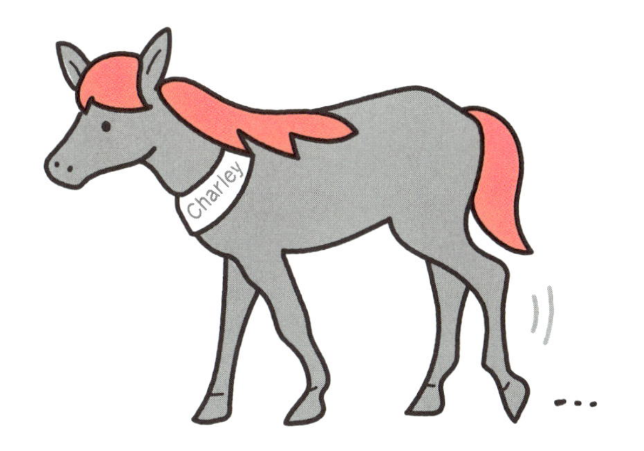

例文

"He got a charley horse in his calf after a long run."
（彼は長距離走った後、ふくらはぎのこむら返りになりました。）

COLUMN
症状や病名と一緒に用いる頻出の動詞

病気や怪我に関わる名詞を説明しましたが、症状や病名と一緒に用いる動詞も紹介します。適切な動詞をマスターすることで、様々な場面に応用して使えるようになります。ここでは主に、口語で用いることの多い表現を紹介します。

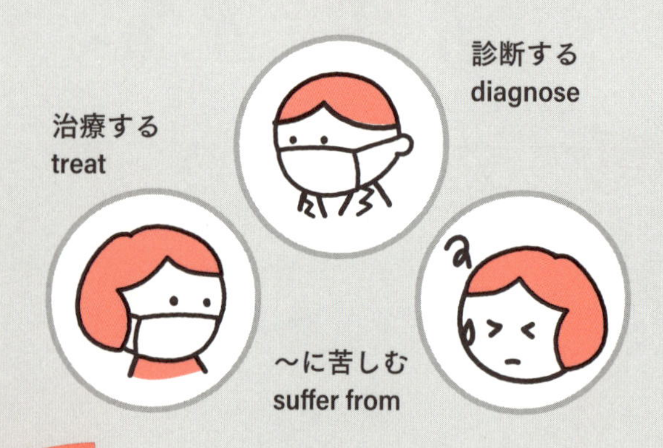

例文

"I was diagnosed with strep throat a week ago and treated with antibiotics. However, I still suffer from a sore throat."

（1週間前に溶連菌咽頭炎と診断され抗菌薬で治療を受けました。しかしながら、いまだに咽頭痛に苦しんでいます。）

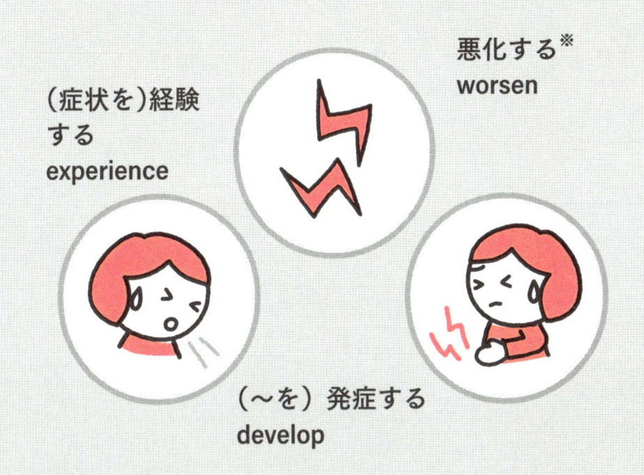

※対義語は「改善する」で、improve。

例文

"Last night, I experienced severe stomach pain and worried that I might have appendicitis. The pain continues to worsen."
(昨晩、ひどい腹痛を経験して虫垂炎になったのではと心配しました。痛みはいまだに悪化しています。)

Chapter 6

医療器具・使用

髙橋 卓人

単語帳

	一般用語	専門用語
消毒	sanitizer	antiseptic
清潔手袋	clean gloves free from germs	sterile gloves
ネブライザー	nebulizer/mist medication machine	nebulizer（一般用語と同じ）
耳鏡	ear scope	otoscope
眼底鏡	eye scope	ophthalmoscope
血糖計	blood sugar measuring device	glucometer
舌圧子	tongue depressor / wooden tongue blade	tongue depressor（一般用語と同じ）
打腱器	reflex hammer / clinical hammer to check reflex	reflex hammer（一般用語と同じ）
簡易トイレ	portable toilet chair	commode

	一般用語	専門用語
点滴ルート	IV line	IV catheter
酸素カヌラ	oxygen tube (to the nose)	nasal cannula
CPAP	positive air pressure breathing machine	continuous positive airway pressure (CPAP)
経鼻胃管	nose-to-stomach tube	nasogastric tube (NG tube)
尿道カテーテル	bladder tube	Foley catheter
点滴ポンプ	IV pump	infusion pump
気管チューブ	breathing tube	endotracheal tube
メス	scalpel/surgical knife	scalpel（一般用語と同じ）
ストレッチャー	stretcher/medical bed on wheels	stretcher（一般用語と同じ）
人工呼吸器	breathing machine (through a breathing tube)	mechanical ventilator
AED	portable shock delivery device for resuscitation	AED
中央モニター(遠隔)	remote monitoring (of vital signs)	telemetry

解説

医療器具の名称は医療者にとって身近な言葉であり、その英訳を把握している人も多いかと思います。ただし、それらの医療専門用語は一般人には理解しにくいこともあります。

sterile と clean

この問題は日本語でも起こり得ますが、医療用語と一般用語で「清潔」の意味の違いに注意が必要です。医療用語での清潔とは、汚れていない、新品であることではなく、滅菌されていることを意味します。英語では、clean（清潔な）や sterile（滅菌された）という言葉が使われます。後者はやや専門的な表現なので、混乱を避けるためには、例えば "clean gloves free from germs." のように表現することができます。また、disinfected という言葉も使用可能です。

例文

"Please use sterile gloves when you touch the surgical site."
（手術部位に触る際には、滅菌手袋を使用してください。）

"We will use disinfected gloves during the procedure to prevent infection."
（手技の最中には感染予防のために、滅菌手袋を使用します。）

機械と器械

日本語では同音類義語の紛らわしい単語ですが、「機械」は主に人力以外の動力で動く複雑な装置を言い、「器械」は人力で動く単純かつ小規模な装置・道具を指すことが多いです。

英語でも、この訳語の候補となる単語の使い分けは複雑で不明瞭です。大まかなイメージとして、「機械」はmachine（比較的大きく、外部の動力で動くもの）やdevice（比較的小さいが複雑なもの）と訳されることが多い印象です。一方で「器械」はinstrumentと訳されることがあります。また、これら個別の機器は特定の状況で使用されるものをまとめて総称するときにequipmentという呼び方もされます。

例文

"A mechanical ventilator is a machine that helps patients with severe breathing problems."
（人工呼吸器は、重症の呼吸障害のある患者を助ける機械です。）

"A glucometer is a device used to monitor blood sugar."
（血糖計は、血糖を測定する機械です。）

"Surgical instruments are always disinfected after use."
（手術機器は、使用後にいつも滅菌されます。）

"We have a variety of laboratory equipment to serve the needs of our doctors."
（私たちは医師の需要を満たすために、様々な検査機器を備えています。）

点滴と IV

アメリカの臨床現場で点滴を意味する際には、IV（「アイ・ヴィー」と読む）という略称が使用されます。「点滴」の正式な英訳として、intravenous infusion、もしくは intravenous drip が適切かと思いますが、慣習的には IV が頻用されます。これは医療者間でも、医療者と患者・家族とのコミュニケーションでも同様です。関連表現としては、IV pump、IV bag、IV line などがあります。

また医療者間では、点滴投与でより全身に薬効が発揮されやすくなることは常識ですが、非医療者ではそうでないこともあります。状況に応じて、全身の血液循環（systemic blood circulation）などの表現を補足説明として使用することもあります（以下の例文を参照）。

例文

"This medication is administered either orally or through an IV."

（この薬は内服でも点滴でも使用されます。）

"We will first place an IV line when you come into the clinic next week."

（来週外来に来た際には、まず点滴ルートの確保をします。）

"We will use an IV drip to reach the entire body through systemic blood circulation."

（全身血液循環を経由して全身に到達させるために、点滴薬剤を使用します。）

経鼻胃管、気管チューブなど解剖学的な表現

医療用語には、解剖学的な表現を先に、名詞を後に組み合わせて一つの単語としているものが数多くあります。経鼻胃管、気管チューブなどがその代表例です。これらの単

語では、構成要素が全て、非医療者に理解されることが重要です。例えば、経鼻胃管の医療用語は nasogastric tube（もしくは省略して NG tube）ですが、患者さんに説明する際は、a nose-to-stomach tube、 もしくは a tube through the nose to the stomach などのような表現にします。

例文

"We are going to place a tube through your nose to your stomach to provide nutrition."
（あなたに栄養を供給するために経鼻胃管を挿入する予定です。）

"If your lungs get worse, you will need to have a breathing tube inserted to receive support from a breathing machine."
（もし肺の状態が悪化した場合は、さらなる補助を人工呼吸器から得るために気管チューブが必要になります。）

言い換え不要な単語

上記には、日常診療で使用される器具で医療英語から一般英語への言い換えが望まれるものを挙げました。一方で、医療英語と一般英語の区別がなく同様に使用されている単語も多数あります。これらの例として一般的なものには、表 6-1 のような単語があります。

表6-1 医療器具で、医療英語と一般英語が同じ単語

日本語	英語
聴診器	stethoscope
体温計	thermometer
血圧計	blood pressure monitor
体重計	weight scale
身長計	height scale
点滴台	IV pole
注射器	syringe
歩行器	walker
車椅子	wheelchair
松葉杖	crutch
その他の杖（一般で使用する短いもの）	cane

例文

"I am going to use a stethoscope and a blood pressure monitor to measure your blood pressure."
（聴診器と血圧計を使って血圧を測定します。）

"Please let your nurse know if you need anything like a walker, a wheelchair, a cane or crutches."
（もし歩行器、車椅子、松葉杖や普通の杖が必要であれば、あなたの担当看護師に伝えてください。）

COLUMN

アメリカの単位（Imperial system）

アメリカの単位（Imperial system）は、日本人にとって慣れるまでに苦労することが多いです。アメリカの日常生活では、重量をオンスやポンド、距離をインチやフィートで表現する Imperial system が標準です。この Imperial system は世界的には非常に珍しく、現在ではアメリカ、リベリア、ミャンマーの 3 か国でしか使用されていません。対して、それ以外のほぼ全ての国では、日本と同様の Metric system が使用されています。アメリカに来て単位の違いに苦労するのは、日本人だけではありません。

Imperial system は十進法でないこともあり、慣れていないと直感的な理解が難しいです。例えば、1 フィートは 12 インチ、1 ポンドは 16 オンスというように、変換が煩雑です。さらに、マイル（1 マイルは 5,280 フィート）やガロン（1 ガロンは 128 オンス）なども使われるため、旅行や料理、ショッピングの際に困惑することが多いです。

一方で、アメリカの日常生活では Metric system を直感的に理解する人は少ないです。しかし、科学、医療、産業などの分野では、Metric system が標準となっています。特に医療現場では、薬剤投与量などを全て Metric system

で表記することが一般的です。そのため、医療者同士では“this patient lost 2 kg in a week.” と話をし、アメリカ人の患者さん本人には “you lost about 4 pounds in a week.” と伝えることがよくあります（表6-2）。

表6-2 Imperial system と Metric system

Imperial system	小さい単位への変換	Metric system
＜距離＞		
1 inch	–	2.54 cm
1 foot	12 inches	30.48 cm
1 yard	3 feet	91.44 cm
1 mile	1,760 yards	1.609 km
＜重量＞		
1 ounce	–	28.35 g
1 pound	16 ounces	453.59 g
1 stone	14 pounds	6.35 kg
＜容積＞		
1 pint	–	472 mL
1 gallon	8 pints	3.785 L

Chapter 7

医療現場

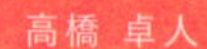
高橋 卓人

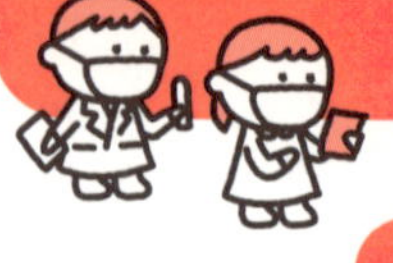

単語帳

病棟

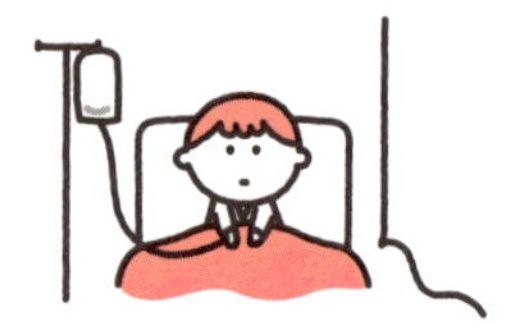

一般用語	専門用語
floor, ward	inpatient ward

外来

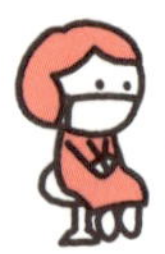

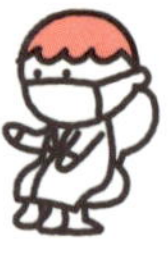

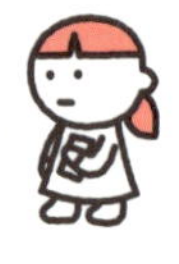

一般用語	専門用語
clinic	outpatient clinic, ambulatory center

術後回復室

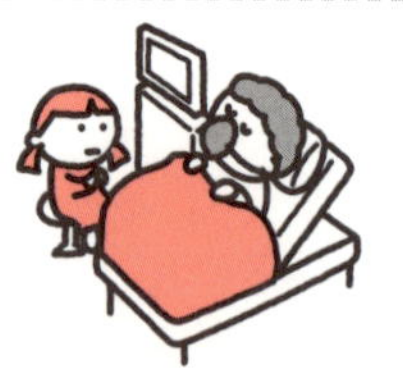

一般用語	専門用語
specialized unit for post-procedure recovery	post anesthesia care unit（PACU）

集中治療室

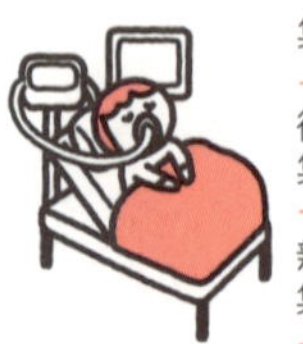

	一般用語	専門用語
集中治療室	specialized unit for critically ill patients	intensive care unit （ICU）
循環器 集中治療室	specialized unit for critical heart conditions	coronary care unit （CCU）
新生児 集中治療室	specialized unit for critically ill neonates	neonatal intensive care unit（NICU）
小児 集中治療室	specialized unit for critically ill children	pediatric intensive care unit（PICU）

診療科・部署等

	一般用語	専門用語
アレルギー・免疫科	clinical service for allergy and immune conditions	allergy and immunology
麻酔科	clinical service for pain and procedure sedation	anesthesiology
循環器科	clinical service for heart conditions	cardiology
皮膚科	clinical service for skin conditions	dermatology
消化器科	clinical service for digestive tract conditions	gastroenterology（GI）
婦人科	clinical service for female reproductive and urinary organs	gynecology（GYN）
腎臓内科	clinical service for kidney conditions	nephrology
神経内科	clinical service for brain and nerves	neurology
産科	clinical service for peri-pregnancy care	obstetrics（OB）
腫瘍内科	clinical service for cancer care	oncology

	一般用語	専門用語
眼科	clinical service for eye conditions	ophthalmology
整形外科	clinical service for muscle, bone, and joint conditions	orthopedics
耳鼻科	clinical service for ear, nose and throat	otolaryngology (ear, nose, and throat [ENT])
小児科	clinical service for children's conditions	pediatrics
精神科	clinical service for mental conditions	psychiatry
泌尿器科	clinical service for kidney and bladder conditions	urology
リハビリテーション部	clinical service for rehabilitation	physical medicine and rehabilitation
外科	clinical service for surgical procedures	surgery
放射線治療部（がん治療）	clinical service for radiation therapy	radiation oncology
放射線診断部	diagnostic imaging department	radiology

	一般用語	専門用語
病理部	diagnostic service for sampled tissue	pathology
微生物部	diagnostic laboratory for infective microorganism studies	microbiology
看護部	service for nursing staff	nursing
栄養部	service for food and nutrition	nutrition
薬剤部	service for medications	pharmacy
輸血部	service for blood transfusion	blood bank
ソーシャルワーカー	service for psychosocial support	social work

解説

病院の各部門の名称の多くは、基本的には、医療用語のままで口語・書面で頻用されます。そのため、医療用語の名称を使用した方が、患者・家族にとってもわかりやすいことも多いと思います。ただし、一般用語での説明が必要なときもあるので、そのような語彙も準備しておいた方が良いでしょう。

例えば、日本語の場合にも、麻酔科を「痛みや手術中の鎮静を専門とする診療科」と説明する必要は多くの場合で不要であり、そのような表現は余計な混乱を招く危険性もあります。ただし、一定数の患者・家族においては、後者の説明が必要であり、医療者としてはどちらにも対応できることが重要です。これは英語でも同様と考えていただいて良いと思います。

日本には珍しい部門

日本では珍しい病院部門として、アメリカでは以下のようなものがあります。例えば patient relations は、その名称からは察しづらいですが、いわゆる苦情窓口であり、患者・家族が提供された医療に対して、不満・要求がある際に、医療者との間の仲介役となります。

また、spiritual care（or chaplaincy）は、患者・家族にスピリチュアルなケアを提供します。病院内には礼拝堂（chapel）があることも珍しくありません。

そして、アメリカの医療施設では、通訳サービスが提供されることは患者さんの権利として保証されています。そのため、病院には必ず interpreter service があります。これは外部委託であることが多いです。

例文

"Please contact Patient Relations if you have any complaints or concerns."

(もし何か不満や懸念事項があれば、patient relations に連絡をしてください。)

接尾語 ~ ology

cardiology のように接尾語に"～ology"を付ける場合、本来の辞書的な意味では「～の学問」となりますが、それ自体で診療科を指す言葉としても頻用されます。この場合は、cardiology department とはならずに、単に cardiology と呼称することが口語・書面ともに一般的です。

例文

"We will refer you to dermatology."

(あなたを皮膚科に紹介します。)

"Radiology is located on the second floor of the hospital."

(放射線科は、病院の 2 階に位置しています。)

department と division

アメリカで診療科を種別する際には、主診療部門をdepartment と呼び、その内部での専門分野を division と呼びます。両者を続けて記載する場合は、division が先に来ます。住所の記載順も同じですが、英語では狭い範囲から大きい範囲の順番に記載します。日本語の語順とは逆なので注意が必要です。

例文

"I am a doctor from the Division of Heart Transplantation in the Department of Cardiology."
(私は循環器科心移植部の医師です。)

"I work for the stem cell transplant program in the Division of Oncology in the Department of Pediatrics."
(私は小児科腫瘍部門の幹細胞移植プログラムで勤務をしています。)

アメリカの専門医制度と標榜科

上記の診療部門にも関連しますが、アメリカでは専門医認定機関が定める専門研修（レジデンシー）を行うことで専門医の受験資格が得られます。さらに高度の分野別研修（フェローシップ）を行うことで、その分野での専門医が受験できます。日本では、各医師の診療科の看板（標榜科）

は原則的に自由であり、研修内容・専門医などに限定されません。一方、アメリカは医療保険の影響から、診療科の標榜は厳密になります。アメリカでは基本的に、専門医が診療を提供した場合は、かかりつけ医の診療とは別の枠組みでの保険診療となり、そのために専門医資格が必要となります。

表 7-1 のように、アメリカには認定されたレジデンシーが 24 種類あります。

専門医機構で認定されているフェローシップの数と種類は分野によって大きく異なります。最も数が多いのは内科系のフェローシップで、合計で 24 種類あります（表 7-2）。さらには、公式に認定されていないフェローシップも無数にあります。

表7-1　アメリカの認定診療科（2024年7月時点）

日本語	英語
免疫アレルギー科	allergy and immunology
麻酔科	anesthesiology
大腸直腸外科	colorectal surgery
皮膚科	dermatology
救急救命科	emergency medicine
家庭医療	family medicine
内科	internal medicine
臨床遺伝科	medical genetics genomics
脳神経外科	neurosurgery
神経内科	neurology
核医学科	nuclear medicine
産科婦人科	obstetrics and gynecology
眼科	ophthalmology
整形外科	orthopedic surgery
オステオパシー・神経筋骨格	osteopathic neuromusculoskeletal medicine
耳鼻科	otolaryngology-head and neck surgery
病理	pathology
小児科	pediatrics
リハビリテーション科	physical medicine and rehabilitation
形成外科	plastic surgery
予防医療	preventive medicine
就労環境医療	occupational environmental medicine
精神科	psychiatry
放射線治療科	radiation oncology
放射線診断科	radiology - diagnostic
一般外科	surgery
胸部外科	thoracic surgery
泌尿器科	urology

（https://www.acgme.org/specialties/ を参考に作成）

表7-2 内科系のフェローシップ（2024年7月時点）

日本語	英語
中毒医療	addiction medicine
成人先天性心疾患	adult congenital heart disease
心不全・心移植	advanced heart failure and transplant cardiology
循環器科	cardiovascular disease
臨床心臓電気生理	clinical cardiac electrophysiology
臨床情報	clinical informatics
集中治療科	critical care medicine
糖尿病代謝内分泌科	endocrinology, diabetes, and metabolism
消化器科	gastroenterology
老年病科	geriatric medicine
血液科	hematology
血液腫瘍内科	hematology and medical oncology
感染症科	infectious disease
侵襲的循環器科	interventional cardiology
侵襲的呼吸器科	interventional pulmonology
腫瘍内科	medical oncology
腎臓科	nephrology
呼吸器集中治療科	pulmonary disease and critical care medicine
呼吸器科	pulmonary disease
リウマチ科	rheumatology
睡眠医療	sleep medicine
肝臓移植	transplant hepatology

（https://www.acgme.org/specialties/ を参考に作成）

COLUMN

数字の表現

英語での数字の表現は、日本の英語教材では不十分なことが多く、英会話で意外と苦労することが多いです。数字の表現方法は多種多様です。

これらの内容は基本的なルールを覚えることで多くの状況に対応できるようになるため、単語・熟語の暗記に比べて、英語学習の時間対効果の効率は良いはずです。もし英語での数字表現に自信がなければ、この機会に学習することをお勧めします（表7-3）。

表7-3　英語での数字の表現

比較表現	英語表現	例
分数	分子を先に、分母を後に読みます。分子は基数（整数）であり、通常の数字の読み方。分母は序数（順序を示す数詞）として読みます。	1/2：a half or one half 1/3：one third 2/3：two thirds 3/4：three quarters or three fourths 2/5：two fifths
乗数	日本語と同様の順序です。	2倍高い：two times higher, 2-fold higher, or twice higher
割合	パーセントでの表現は日本語に類似します。	AはBの70%：A is 70% of B AはBより30%小さい：A is 30% lower than B
割合	有限の実数の割合を表す場合には複数の表現があります。	5/8の患者数：5 out of 8 patients, 5 of 8 patients, or 5 in 8 patients

分数の表現について

分数（fraction）は直感的な比較表現であり、日常会話でも頻用されますが、その読み方には注意が必要です。基本的には、分子（numerator）を先に読むために、分母（denominator）が先である日本語とは読む順序が逆となります。また、分子は基数（整数）、分母は序数（順序を表す数詞）で読むことが基本的なルールです。

基数と序数の区別、複数形の使用方法はビジュアルで覚えることが効果的です。例えば、序数で表される分母は円グラフの一つのピースとイメージします。「1/2」ではhalfのピースが一つなので、「one half」です。同様に「1/5」は「one fifth」であり、それが複数のピースになると「2/5」は「two fifths」と複数形になります（図7-1）。

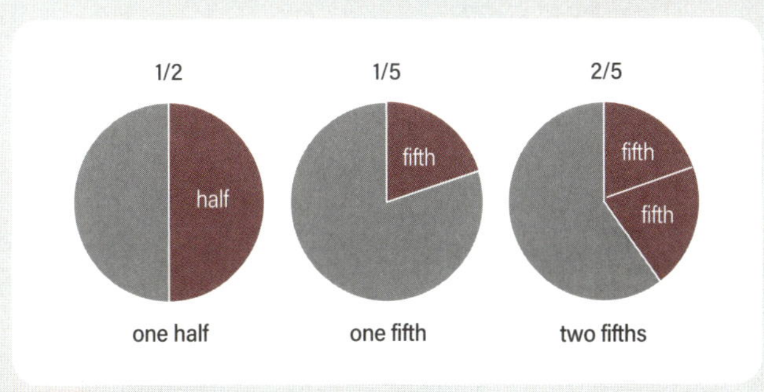

図7-1 分数表現のイメージ

Chapter 8

治療・診断・手技

髙橋 卓人、原田 洸

単語帳

	一般用語	専門用語
採血	blood draw	phlebotomy
皮下注射	shot under the skin	subcutaneous injection
気管挿管	breathing tube into the airway	intubation
中心静脈カテーテル挿入	IV catheter into a central vein	central venous line placement
静脈穿刺	needle stick into a vein	venipuncture
穿刺術	removal of fluid using a needle	paracentesis, thoracentesis
腰椎穿刺	removal of spinal fluid using a needle placed between spine bones	lumbar puncture（LP）

	一般用語	専門用語
骨髄検査	removal of bone marrow using a needle	bone marrow biopsy and aspiration
皮膚縫合	skin stiches	skin suture
切開排膿	cut and drain pus	incision and drainage（I&D）
デブリドマン	cleaning and removal of dead tissue	debridement
生検	tissue sampling	biopsy
内視鏡	flexible tube scope into___（the name of the organ）	scope（Endoscopy, colonoscopy, bronchoscopy, laparoscopy）
血管造影	X-ray vascular study using dye	angiography
造影X線検査	real-time moving X-ray/X-ray images with dye	fluoroscopy
冠動脈造影検査	special X-ray test to see how blood flows through the heart vessels	coronary angiography

	一般用語	専門用語
CT	computer-enhanced serial X-ray studies	computed tomography（CT）
MRI	imaging test using a magnetic field	magnetic resonance imaging（MRI）
核医学検査	imaging test using radiation-releasing medicine	nuclear medicine imaging（including PET）
培養	growth and identification of germs	culture
超音波	imaging test using sound waves	ultrasound/echo
心電図	study of the heart's electrical activity	electrocardiography（ECG or EKG）
ホルター心電図モニター	wearable monitor for heart rhythm	holter monitor
脳波検査	study of the brain's electrical activity	electroencephalogram（EEG）
肺機能検査	lung function tests using a breathing device	pulmonary function test（PFT）
負荷試験	test of organ function during exertion	stress test

解説

診断・治療のための手技も医療現場では頻用される表現です。自分の診療分野に関わる内容に関しては、スムーズに説明できることが望ましいです。

多くの略語が使用され、略語の方が馴染みのある場合もあります。CT、MRI、PET scan などが、その例です。これらは日本語と英語での表現に違いはなく、正式名称を把握している患者・家族は極めて稀なので、略語を使用した方が良いでしょう。

専門用語を説明するための英語表現

医療者間で使う、手技や検査を表す専門用語はそのままだと患者に伝わらない場合がしばしばあります。例えば、心エコーは医療者の間では TTE（transthoracic echocardiography）と呼ばれますが、TTE と聞いて理解できる患者さんはまずいないでしょう。echo と言えばわかる人もいるかもしれませんが、聞き慣れない方には具体的にどのような検査や手技を行うか、平易な言葉を用いて詳しく説明する必要があります。

例文

"Hi, Mr. Smith. We would like to do an echo today. This is a test that uses ultrasound to see how your heart beats and pumps blood. Is that okay with you?"
（スミスさん、こんにちは。今日はエコーをしたいと思います。これは超音波を使って心臓の拍動と血液の流れを見る検査です。よろしいですか。）

"We would like to do a procedure called a lumbar puncture. This is also called a spinal tap. It is a procedure where we put a needle in your lower back to collect cerebrospinal fluid, the fluid around your brain and spinal cord, for testing."
（腰椎穿刺という処置をしたいと思います。これはスパイナルタップとも呼ばれます。脳と脊髄の周りにある脳脊髄液を採取して検査するために、腰に針を刺す処置です。）

エコーと echo

日本で使用する「エコー」と英語の「echo」では意味するものが異なるので注意が必要です。日本語のエコーは超音波検査と同義で使われていますが、英語で echo と言った場合は、一般に echocardiogram のことです。つまり、英語の echo は心エコーのみを意味します。英語での超音波検査は ultrasound です。英語では、kidney echo という表現は避けて、kidney ultrasound

と言いましょう。

例文

"We are going to do an echo, kidney ultrasound, and liver ultrasound."
（心エコー、腎エコー、肝臓エコーをやります。）

「胸部単純レントゲン」は通じない

日本の医療現場では「胸部単純レントゲン」という表現が今も一般的に使用されていますが、この直訳は英語では通じません。「レントゲン」は発見者であるドイツ人のレントゲン博士（Wilhelm Conrad Röntgen）に由来しますが、英語でX線検査のことを「Röntgen」と呼ぶことはなく、「X-ray」と呼びます。また、日本語では造影剤を用いない場合に「単純撮影」「単純写真」という表現を用いてX線を指すことがありますが、英語ではX-rayという表現に留まり、simple X-ray、simple pictureなどということもありません。

例文

"I will order a chest X-ray to rule out pneumonia."
（肺炎を除外するために胸部レントゲン写真をオーダーします。）

CT scan と CAT scan

近年では減りましたが、英語ではCT検査のこと「CAT scan」と呼ぶことがあります。これはcomputed axial tomographyであり、コンピューター（computer）と断層撮影（tomography）に加えて、横断（axial）という単語が加わっています。

例文

"He was found to have a bone fracture after having a CAT scan."
（彼はCT検査で骨折が発見された。）

注射の深さと名称

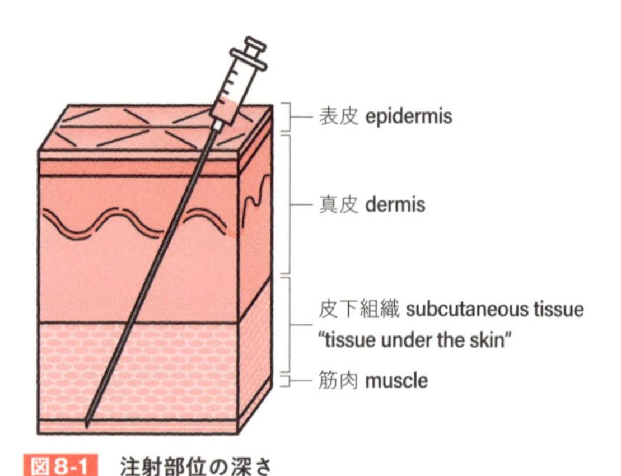

図8-1 注射部位の深さ

注射の名称は深さによって異なります。基本的には、皮内注射、皮下注射、筋肉内注射の３種類に分類されますが、結核の皮内反応検査を除いて、多くの注射は皮下注射か筋肉内注射です。subcutaneousという英語は一般の人には馴染みがないので、"shot under the skin"のように適切に言い換えできると良いでしょう。また医療者同士ではこれをsub-Q（サブキューと読む）と省略することが多いです。

表8-1　注射の英語表現

部位	日本語	一般用語	専門用語
真皮内	皮内注射	shot within the skin	intradermal injection
皮下組織	皮下注射	shot under the skin	subcutaneous injection
筋肉	筋肉内注射	shot into the muscle	intramuscular injection

例文

"You are going to get two vaccines today. One is a shot under the skin and the other is into the muscle."
（あなたは今日、２つの予防接種をします。一つ目は皮下注射で、もう一つは筋肉内注射です。）

検査を早めたいときに使う expedite

CTやMRI、エコーなど、待ち時間が長い画像検査を早めたい状況でよく使われる英単語がexpediteです。

促進する、時間のかかるものを早めるという意味で、「エクスパダイト」と発音します。「expedite ＋検査名」で「～の検査を早めたい」という意味になります。医療者間のコミュニケーションで頻繁に使用される単語です。

例文

"This patient fell this morning and sustained a head injury. I would like to expedite his head CT."
（この患者は今朝転倒し、頭部を負傷しました。頭部CTの撮影を早めたいのですが。）

COLUMN

positiveとnegative

検査結果が陽性・陰性であるという表現は日本語にもありますが、これは英語では、そのまま positive、negative となります。しかし、これらの言葉の使い方は文脈によって異なり、混乱を招くこともあります。

なぜなら、英語での positive という言葉は、通常良い状態や肯定的な意味で使われることが多く、negative は逆に否定的な意味を持つことが多いからです。例えば、「彼はポジティブな態度をとっている」と言えば、それは「彼は前向きな態度をとっている」という意味になります。

しかし、医療の文脈では positive の意味が異なります。検査結果で positive といった場合、それは検査対象となった疾患や事象が存在することを意味し、態度における positive とは異なり、否定的な文脈になることも多いです。例えば、COVID-19 の検査結果が positive である場合、それは COVID-19 に感染していることを示します。

このように医療の場面では誤解を避けるためにも、検査結果の説明には十分な注意が必要です。その他、一般的に使われる検査結果に関わる表現を、以下の**表 8-1** にまとめます。

表8-1　検査結果に関わる表現

<table>
<tr><th>英語</th><th>日本語</th></tr>
<tr><td>positive</td><td>陽性</td></tr>
<tr><td colspan="2">検査対象の疾患・事象が存在することを示します。
例文 "The test result came back positive for COVID-19."
（COVID-19 の検査結果は陽性でした。）</td></tr>
<tr><td>negative</td><td>陰性</td></tr>
<tr><td colspan="2">検査対象の疾患・事象が存在しないことを示します。
例文 "The test result was negative for influenza."
（インフルエンザの検査結果は陰性でした。）</td></tr>
<tr><td>equivocal</td><td>判定不能</td></tr>
<tr><td colspan="2">結果がはっきりせず、再検査が必要な場合を示します。
例文 "The test result was equivocal, so the doctor ordered a repeat test."
（検査結果は判定不能だったため、医師は再検査をオーダーしました。）</td></tr>
<tr><td>indeterminate</td><td>不確定</td></tr>
<tr><td colspan="2">結果が不明瞭で、追加の検査が必要な場合を示します。
例文 "The test result came back indeterminate, so further testing is required."
（検査結果は不確定であったため、追加検査が必要です。）</td></tr>
<tr><td>quantity insufficient</td><td>検体量不足</td></tr>
<tr><td colspan="2">検査に必要な検体の量が足りない場合を示します。
例文 "The sample quantity provided was insufficient, so a new sample needs to be collected."
（提出された検体は検体量不足でした。新たな検体の採取が必要です。）</td></tr>
<tr><td>inadequate sample</td><td>不適切な検体</td></tr>
<tr><td colspan="2">検体の質が不適切で、信頼できる結果が得られない場合を示します。
例文 "The test could not be completed due to an inadequate sample."
（不適切な検体であったため、検査は完了できませんでした。）</td></tr>
<tr><td>borderline</td><td>境界線</td></tr>
<tr><td colspan="2">結果が正常値と異常値の境界にあり、追加の検査が必要な場合を示します。
例文 "The cholesterol levels are borderline, and the doctor recommended a follow-up test in 3 months."
（コレステロールの値は境界線上なので、医師は 3 か月後の再検査を勧めました。）</td></tr>
</table>

Chapter 9

依頼・要求

原田 洸

単語帳

	英語
立つ	stand up
転がる、向きを変える	roll over/turn over
横になる	lie down
座る	sit down
起き上がる	sit up
足を上げる	lift your leg
着る	put on
脱ぐ	take off
拳をにぎる	make a fist

解説

医療現場で、依頼や要求をする際の英語表現には、特別専門用語が存在するわけではないため、ここでは一般用語で知っておくべき英単語や英語表現を伝えます。

まずは、診察や手技をするときに、患者さんにある動作を求めたり許可を求めたりする状況があります。そのような場面で使う英語表現を見ていきます。

許可を求める英語表現

診察や手技をするときに許可を得る表現で最もシンプルなものは、まず自分がやろうとしていることを説明し、最後に "Is that okay？" や "Is that alright？" などと付け加える方法です。自分が行うことを説明するときには "I'm going to ～." や "I would like to ～." という構文が便利です。もしくは、"Is it alright if I ～?" などのように、文章の順番を変えることも可能です。

例文

"I would like to take a look at your neck. Is that okay?"
（首の診察をします。よろしいですか。）

"Is it all right if I listened to your lungs? Please take a deep breath."
（肺の音を聞いてもいいですか。深呼吸してください。）

身体診察で使う英語表現

身体診察で患者さんに何か動作をしてもらう必要がある場合には、“Please ～.” や “Could you ～, please?” や “Would you ～, please?” という構文で、「～」の部分に行ってほしい動作を入れます。診察でよく使う動詞は、単語帳にまとめています。ご確認ください。

例文

“Now I'm going to check your muscle strength. Could you sit up, please?”
（これから筋力をチェックします。座っていただけますか。）

“I'd like to exmine your rectum, is that all right? Please take off your pants and put on this gown.”
（直腸の診察をしたいのですが、よろしいですか。ズボンを脱いで、このガウンを着てください。）

次に、患者さんへの説明時に使える英語表現を伝えます。何かの診察や手技などを行う際には、事前に手順を説明することが重要です。英語での説明の仕方は、ポイントを押さえれば、それほど難しくはありません。

何をするかを伝える

自分が何かをしようとしているときの便利な表現が、"I'm going to ～"や"Let me ～"という構文です。今から「～」をしようとしていることを伝えるためのシンプルな表現です。

例文

"I'm going to listen to your heart. Please lift up your shirt."
（胸の音を聴きます。シャツを上げてください。）

"Let me examine your stomach. Could you please lie down here for me?"
（お腹を診させてください。ここに横になっていただけますか。）

順番を表す表現

手順を説明するときには、順を追って一つ一つやることを説明する必要があります。日本語でも「まず～」「次に～」という言い方をしますが、英語での言い方も覚えておきましょう。表 9-1 に順番を表す表現をまとめてみました。これらを組み合わせることで、順序立てて説明しやすくなります。

表9-1　順番を表す表現

最初に	first
次に	next
そして	then
その後	after that
後で	later
その後	afterwards
最後に	lastly

例文

"Let me explain the procedure. First, I'm going to clean the area. Then, I will give you a local anesthetic to numb the area so that you will not feel any pain. After that, I'll cut the skin to remove the lymph node."
（手順を説明させてください。まず、この部分を消毒します。それから局所麻酔をしてこの部分を麻痺させ、痛みを感じないようにします。それから皮膚を切って、リンパ節を取り除きます。）

「そこからどうするか決めましょう」は英語で？

手技について説明すると、それに関して患者さんから質問が出てくることがしばしばあります。中には、手技や検査をしてみないとその先の方針が決められないことも多いでしょう。現段階では十分に見通しが立たず、まだ具体的に物事を決められないときに使えるのが "We'll take it from there." という表現です。直訳すると「そこから、それを取りましょう」という意味ですが、現時点では判断材料が少ないため、「まず第一歩として何かを行って、そこからどうするか決めましょう」という文脈で使われます。また不安が強く、一度に多くのことを求める患者さんには“One thing at a time.”（一度に一つずつやりましょう）という表現も有効で、あわせて覚えておくと良いでしょう。

例文

“Let’s do an EKG, and we’ll take it from there.”
（まずは心電図をとって、そこから判断しましょう。）

“I understand what you are saying, but let’s do one thing at a time.”
（言いたいことはわかりますが、一つずつやっていきましょう。）

不安を和らげる表現

手技について説明すると、不安な表情をみせる患者さんもいるかもしれません。そのようなときの声掛けに便利なのが、いわゆるNURSE statementと言われる表現です。NURSEはNaming、Understanding、Respecting、Supporting、Exploringの頭文字を取ったもので、これらの表現を使うと、共感的な態度を示したり相手の感情をより深く理解したりするのに役立ちます。具体例を**表9-2**に示します。

表9-2 NURSE statement

Naming（命名）	患者の感情に何が起きているのかに注目するため、具体的な形容詞を用いて感情を命名する。	"That must be very hard."（それはお辛いですね。） "It sounds like you are worried about the surgery."（手術が怖いんですね。）
Understanding（理解）	患者の感情的な反応は理解できることを表明する。	"I understand your concern."（あなたの心配事はわかります。） "This helps me understand what you are thinking."（これはあなたが何を考えているかを理解するのに役立ちます。）
Respecting（承認）	感情だけではなく、姿勢・態度・対処方法を含め称賛する。	"I can see how hard you've worked to avoid this procedure."（この処置を避けるために、あなたがどれだけ努力してきたかわかります。）
Supporting（支持）	私はあなたのことをサポートしたいということを患者に明確に伝える。	"I will do my best to make sure you have what you need."（あなたが必要なものが手に入るように最善を尽くします。）
Exploring（探索）	患者が話すいくつかの感情に焦点を当てて質問をし、関心を持って尋ねる。	"Please tell me more about it."（もう少し詳しく教えて頂けますか。） "Could you elaborate on what you mean by ……?"（……というのはどういう意味か、もう少し詳しく教えてもらえますか。）

その他にも "You are in good hands." という声掛けもよく行われます。また "in good hands" というフレーズは「スキルのある人、経験のある人から良いケアを受けている」という意味合いで用いられます。患者さんが不安を訴

えているときなどに、「私たちがついていますよ、安心して任せてください」と伝える際に使える表現です。

例文

"I understand your concern. It sounds like you are worried about the pain."
(ご心配はわかります。痛みを心配しているようですね。)

"You are in good hands now. We are here to help you."
(もう大丈夫です。私たちが力になります。)

最後に、病院内での予約に関する表現で覚えておくべき単語やフレーズを確認しましょう。

appointment と reservation

appointment と reservation はどちらも「予約」を意味する言葉ですが、使い方は明確に分かれています。appointment は、人と会う約束をするときに使う言葉で、ミーティングや面接、美容院の予約などで使用します。一方、reservation は、場所やものを確保しておくときに使う言葉で、レストランやホテル、飛行機などの予約をするときに使用します。医師との診察の予約は、医師と患者さんが会うわけですから、appointment がふさわしいということになります。病院に関連する状況での予約は、全て appointment を使用すると思っておいて良いでしょう。

appointment

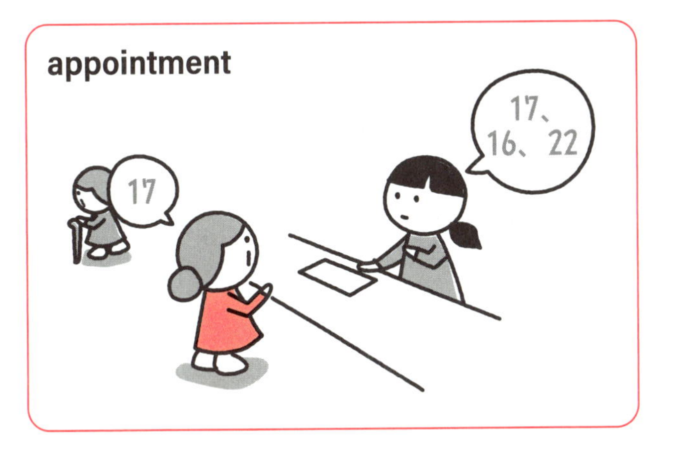

例文

"I would like to make an appointment for next week with Dr. Smith."
（来週、スミス先生の予約を取りたいのですが。）

"Could you please schedule an appointment with Dr. Smith for three months from now?"
（3か月後に、スミス先生の予約を取っていただけますか。）

身分証明書を表す英語

病院の予約時、診察の当日に何を持っていくかを伝える場面があると思います。病院へは、身分証明書や保険証を持参するのが一般的です。身分証は ID（identification）、保険証は insurance card や health insurance card と言います。

例文

"Please bring your ID and insurance card with you tomorrow."
（明日は身分証明書と保険証を必ずご持参ください。）

"Can I see your ID, please?"
（身分証明書を見せてください。）

日付と時間を表す英語

予約時、具体的な日時を調整する必要があります。基本的に時間の前には at（例：at 11 pm）、日にちや曜日の前には on（例：on Wednesday）を付けて、日時を表します。

また、予定が空いているかどうかを表すのに便利な単語が available です。"I'm available at 11 am tomorrow."（明日の午前 11 時は都合が良いです）や、"I'm not available next Wednesday."（次の水曜日は都合が悪いです）という言い方ができます。

例文

"I'd like to make an appointment for some time next week. What openings do you have?"
(来週どこかで予約を取りたいのですが。いつが空いていますか。)

"Dr. Smith is available on Tuesday. What about Tuesday the 13th at 3pm?"
(スミス先生は火曜日にはいらっしゃいます。13日火曜日の午後3時はどうですか?)

specialist の一般用語と専門用語

特定の専門医に診てもらうための予約を取るときには、"I would like to see ～ doctor." や "I would like to make an appointment with ～ doctor." という言い方で予約を取ることになります。それぞれの専門医の中には一般の方に馴染みがない専門科もあることから、一般用語と専門用語を両方覚えておくと良いでしょう。専門用語が通じにくい専門医の例を **表9-3** に示しています。例えば、医師の立場として自己紹介をするときには、"I am a cardiologist." というよりも "I am a heart doctor." といった方が患者さんに伝わりやすいはずです。

表9-3　専門用語が通じにくい専門医の例

専門医	一般用語	専門用語
循環器内科医	heart doctor	cardiologist
呼吸器内科医	lung doctor	pulmonologist
腎臓内科医	kidney doctor	nephrologist
消化器内科医	GI doctor ※1	gastroenterologist
肝臓内科医	liver doctor	hepatologist
眼科医	eye doctor	ophthalmologist
耳鼻科医	ENT doctor ※2	otorhinolaryngologist
足病医	foot doctor	podiatrist

※1　GI：gastrointestinal、※2　ENT：Ear, Nose and Throat

例文

"When was the last time you saw your foot doctor?"
（最後に足病医に診てもらったのはいつですか。）

"My kidney doctor told me to stop taking a water pill."
（腎臓の先生から、利尿薬をやめるように言われました。）

COLUMN

アメリカならではの医療職

アメリカの医療現場には日本で見たことのない医療職や専門家がいて、戸惑うことがいろいろとあります。全体的に日本よりも専門分化していて、それぞれに特化したスペシャリティを持っている人が多い印象です。ここでは、その例をいくつか紹介したいと思います。

podiatrist

アメリカではポダイアトリー（podiatry：足病学）という学問があり、ポダイアトリスト（podiatrist：足病外科医）という足の専門家がいます。日本で働いていたとき、足の疾患のケアは整形外科、形成外科、皮膚科などが状況に応じて行っていましたが、アメリカでは足のケアは全てこの podiatrist がしてくれるので、内科医としてはとてもありがたい存在です。当然手術をすることもあり、基本的には医者のような扱いなのですが、資格が少し異なります。医学部ではなく、足病科医科大学（Podiatric Medical School）に入り 4 年間の教育を経て、MD ではなく DPM（Doctor of Podiatric Medicine）の資格を取ることになります。この職業が存在するのは、アメリカは肥満や糖尿病、貧困などの背景から蜂窩織炎など足の感染症が多く、需要が多いのも背景にあるのかもしれません。アメリカ人は足のトラブルがあると、まず podiatrist のところに行って診てもらうのが一般的です。そのため患者さん側の認識も、日本とギャップがあります。

respiratory therapist

日本語に訳すと「呼吸療法士」になります。ICU での人工呼吸器の管理や、BiPAP、HFNC（high flow nasal cannula）の取り扱いなど、呼吸器に特化したサポートをしてくれます。日本では臨床工学技士が近い役割を担ってくれていると思いますが、respiratory therapist は人工呼吸器のウィーニングや、挿管・抜管の補助なども全て行ってくれます。

IV nurse

これはナースのスペシャリティの一部で、ルートを取ったり採血をしたりするナースのスペシャリストです。末梢ルートや採血はもちろん、PICC（末梢挿入型中心静脈カテーテル）や midline（上腕に入れる 15 cm ぐらいの末梢ルート）も入れてくれます。これらに特化した手技を日々行っていることから、手技は非常に上手いです。IV nurse がいるので、医者が PICC を入れるということはまずありません。医療安全の意味でも、経験の浅い医者が手技を行うよりも、はるかにスムーズで安全だと思います。

Chapter 10

薬の飲み方

小崎 彩

単語帳

薬の種類

	一般用語	専門用語
抗菌薬	infection medicine	antibiotic
抗ウイルス薬	virus medicine	antiviral
抗真菌薬	fungus medicine	antifungal
抗凝固薬	blood thinner	anticoagulant
利尿薬	water pill	diuretic
降圧薬	blood pressure pill	antihypertensive
鎮痛薬	painkiller	analgesic
鎮静薬	relaxation pill or sleep aid	sedative または tranquilizer
抗不安薬	anxiety medicine	anxiolytic
抗うつ薬	mood medicine	antidepressant
抗てんかん薬	seizure medicine	anticonvulsant または antiepileptic
抗ヒスタミン薬	allergy medicine	antihistamine
鎮咳薬	cough medicine	antitussive
去痰薬	mucus medicine	expectorant
便秘薬	constipation medicine	laxative
吐き気止め	nausea medicine	antiemetic

よくある副作用

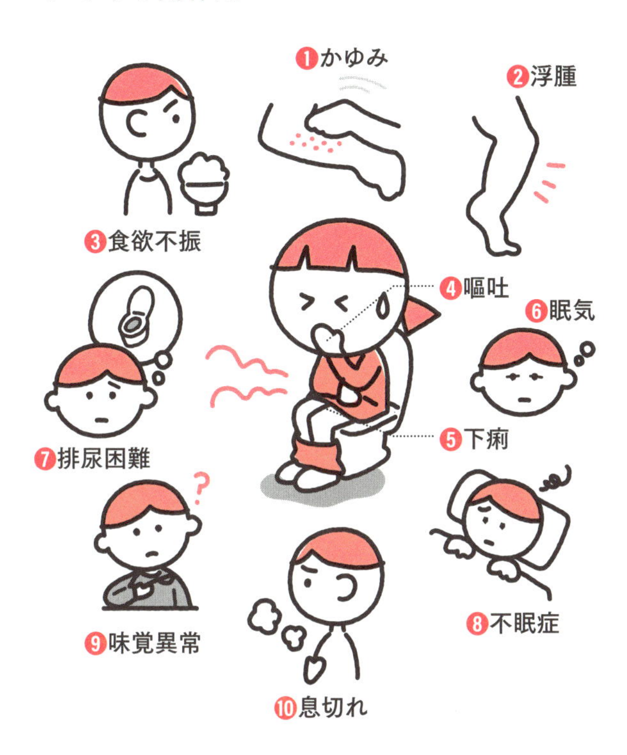

	一般用語	専門用語
①かゆみ	itching	pruritus
②浮腫	swelling	edema
③食欲不振	loss of appetite	anorexia
④嘔吐	throwing up	vomiting
⑤下痢	loose stools	diarrhea
⑥眠気	feeling sleepy	drowsiness
⑦排尿困難	trouble urinating	dysuria
⑧不眠症	trouble sleeping	insomnia
⑨味覚異常	strange taste	dysgeusia
⑩息切れ	shortness of breath	dyspnea

	一般用語	専門用語
服用する	take （drink ではない）	administer （投与する）
経口投与	by mouth	oral administration または PO（ラテン語 per os の略語）
錠剤	pill	tablet
注射	shot	injection
食前	before meals（on an empty stomach）	preprandial
食事中	during meals	intra-meal administration
食後	after meals	postprandial
腎排泄	removed by the kidneys	renal excretion
肝代謝	processed by the liver	hepatic metabolism

解説

患者さんに薬の説明をする際とカルテに書き込む際に、使う単語は異なる場合が多いです。

「薬」という単語の言い方も様々あります。medications（略して meds）というのが医療者の間でも患者との会話でも一般的です。medication は処方薬の意味合いが強いため、medication (s) が好まれるのかもしれません。なお、medicine という単語を使っても全く問題ありませんが、「医学」や「内科」など他の意味で使われるシーンが多く、また薬として使った場合にも市販薬なども含む広い意味の言葉になります。その他、一般用語として pill という言い方もします。日本ではピルというと経口避妊薬を指しますが、英語の pill は経口剤の全てを指します。なお、経口避妊薬は oral contraceptive と言います。

一方、drug には娯楽用のドラッグ（recreational drug）のニュアンスが含まれるので、医薬品としての薬という意味で使うときは注意してください。

例文

"Please take this pill by mouth, after meals, twice a day for one month."
（1か月の間、この薬を経口で1日2度服用してください。）

"The nurse will give the medications."
（看護師がその薬を投与します。）

"Do you use any recreational drugs?"
（娯楽目的のドラッグを使用していますか？）

shot の意味

英語のshotという単語は文脈によって異なる意味を持つ多義語です。医療現場では注射、特に予防接種を指します。

例文

"Please get a flu shot today."
（今日、インフルエンザの予防接種を受けてください。）

また「何かを試みる」という意味でも使われ、同僚との会話でも登場します。

例文

"You should give it a shot!"

（試してみなよ！）

※ "give it a try" も同じ意味です。

その他、撮影するという意味もあります。

例文

"Let's take a shot of the sunset!"

（夕焼けの写真を撮ろう！）

ちなみに、これがバーやパーティーのような場面では、ショットグラスに入ったお酒を飲むという意味になります。

例文

"Let's take some shots"

（ショット、飲もうよ！）

頻出動詞の give、take、get と shot を組み合わせて、様々な場面で使ってみてください。

服用のタイミングや回数

食前や食後、就寝前など、服用のタイミングを指示することがあります。患者さんの服薬指導の際に使う単語や、カルテに書かれる略語も、まとめて覚えると良いでしょう（コラム参照）。

例文

"Take the medicine before meals on an empty stomach."
（この薬は食事の前に飲んでください。）

"Please measure the postprandial blood glucose levels."
（食後血糖値測定をしてください。）

例えば、血糖値測定の場合、空腹時血糖値（fasting plasma glucose：FPG）と、食後血糖値（postprandial glucose：PPG）の略語がよく使われます。

なお、HSはラテン語のhora somniでat bedtimeの意味です。その前にあるqはeveryという意味で、qweek（every week）、qmonth（every month）などと使います。

例文

"Please take this medication at bedtime."
（この薬は就寝時に服用してください。）

"Eszopiclone 3mg PO qHS."
（エスゾピクロン3mg就寝時。）

薬の種類

「抗〜薬」とつく薬の分類は、英語で「anti 〜」となります。発音はアンチではなく「アンタイ」となります。「i」はイではなく、アイと発音することが多く、和製英語の発音と異なることが多いので気をつけてください。

一般用語の場合は「〜 medicine」「〜 pill」とすると大抵通じます。感染症の薬は、このルールが適用できます(単語帳参照)。

そして、循環器系薬の一般用語は作用を説明する場合もあります。例えば、抗凝固薬は血液をサラサラにするという意味で blood thinner（直訳：血液を薄くする薬)、専門用語では凝固（coagulation） に anti をつけて anticoagulant になります。また、利尿剤は水分を出す作用から一般用語は water pill となり、専門用語では尿(urine）に di という接頭語の「通して」をつけて diuretic となります。

精神神経科の薬も、多くは「anti 〜」となります(**表 10-1**)。

表10-1　精神神経科の薬、単語の成り立ち

抗うつ薬（antidepressant）	anti ＋ depression（うつ）
抗てんかん薬（anticonvulsant）	anti ＋ convulsion（痙攣）
（antiepileptic）	anti ＋ epilepsy（てんかん）
抗不安薬（anxiolytic）	anxiety（不安）＋ lytic（解放・緩和）
鎮静剤（sedative）	sedate（鎮静する）＋ tive ※形容詞や名詞を作る接尾語
鎮静剤（tranquilizer）	tranquillus（静かな穏やかな、ラテン語）＋ izer ※接尾語で〜にするもの

一般用語では、「〜 medicine」「〜 pill」で通じると先ほど説明しましたが、「〜」に入る単語が複数ある場合もあるので、覚えておくと良いでしょう。例えば、抗うつ薬はdepression medicineとも言えますが、mood medicineと言ったり、鎮静剤はrelaxation pillやsleep aidと言ったりすることもあります。

最後に、風邪に使われる薬も覚えておきましょう。鎮痛剤は、専門用語がanalgesicで、一般用語ではpainkiller（痛みを殺すもの）となります。また、鎮咳薬は、専門用語がantitussiveで、一般用語ではcough medicine（cough：咳）となり、去痰薬は、専門用語がexpectorantで、一般用語ではmucus medicine（mucus：痰）となります。

よくある副作用

副作用を患者さんに説明する際と、カルテに記載する際では異なる単語を使うことが多いので、よくある副作用を覚えておきましょう。

一般用語は、動詞のing形で伝わるものも多いです。例えば、嘔吐（throwing up）、眠気（feeling sleepy）、かゆみ（itching）、はれ（swelling）などです。

困難な状態を表す単語は、troubleやdifficulty inを使って表現できます。例えば、不眠症（trouble sleeping、difficulty in sleeping）、排尿困難（trouble urinating）、呼吸困難（trouble breathing）です。

一方、専門用語には困難を意味する接頭語「dys」を使う単語が多くあります。例えば、dyspnea（呼吸困難）、dysgeusia（味覚異常）、dysuria（排尿困難）などがあります。

COLUMN

薬に関する略語

処方箋を書く際や薬歴のカルテを読む際には、様々な略語を使いこなし、勘違いなどが起こらないよう、正確に覚える必要があります。また、頻繁に使われる薬にも略語があり、カルテに書かれていることも多いので、一緒に覚えましょう（表にまとめて覚えるのが良いかと思います／表 10-2 参照）。

表 10-2　薬に関する略語

＜経口＞

略語	正式名称	日本語訳
PO	by mouth	経口投与
NPO	nothing by mouth	絶食

＜注射＞

略語	正式名称	日本語訳
IV	intravenous	静脈内（投与）
IVF	intravenous fluid	静脈内輸液
IVP	intravenous push	静脈注射（少量の急速な投与）
IVPB	intravenous piggy back	持続静脈内点滴（二次点滴）
IM	intramuscular	筋肉内（注射）
SQ/Sub-Q	subcutaneous	皮下（注射）

<処方>

略語	正式名称	日本語訳
Qday※1	once a day	1日1回
BID	twice a day	1日2回
TID	three times a day	1日3回
QID	four times a day	1日4回
QOD	every other day	隔日
QHS	every bedtime	就寝時
Q4H	every 4 hours	4時間毎
AC	before meals	食前
PC	after meals	食後
PRN	as needed	必要に応じて
STAT	immediately	直ちに
gtt	drop	滴
tab	tablet	錠剤
cap	capsule	カプセル
susp	suspension	懸濁液
soln	solution	液剤
supp	suppository	坐剤
NEB	nebulizer	吸入器

※1　QDは勘違いが起こりやすいため使わないことが推奨されています。

<薬の名前>

略語	正式名称	日本語訳
ASA	acetylsalicylic acid - aspirin	アスピリン
APAP	acetaminophen	アセトアミノフェン
ABX	antibiotics	抗生物質
BZD	benzodiazepine※2	ベンゾジアゼピン
HCTZ	hydrochlorothiazide※2	ヒドロクロロチアジド
NTG	nitroglycerin※2	ニトログリセリン
PCN	penicillin	ペニシリン
VCN	vancomycin	バンコマイシン

※2　発音の注意として前述したようにiを「イ」ではなく「アイ」と発音します。ベンゾダイアゼピン、サイアザイド、ナイトログリセリン。

<液薬>

略語	正式名称	日本語訳
NS	normal saline	生理食塩水
LR	lactated ringer's	乳酸リンゲル液
D5W	dextrose 5% in water	5%ブドウ糖液

Chapter 11

健康診断

園田 健人

単語帳

健康診断で話題になりやすい病気

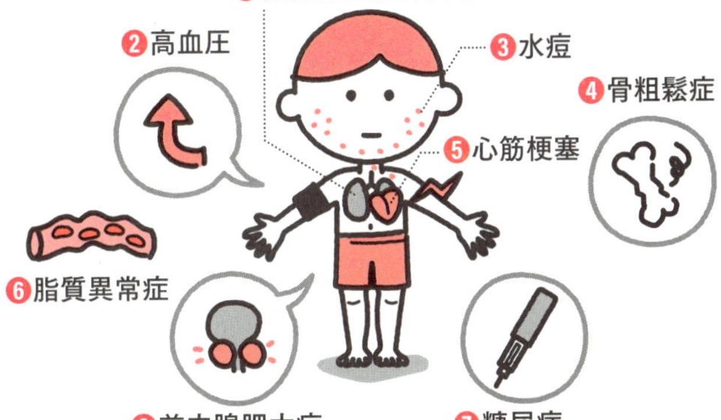

	一般用語	専門用語
❶慢性閉塞性肺疾患	emphysema / chronic bronchitis	COPD（chronic obstructive pulmonary disease）
❷高血圧	high blood pressure	hypertension
❸水痘	shingles	herpes zoster
❹骨粗鬆症	weak bones	osteoporosis
❺心筋梗塞	heart attack	myocardial infarction
❻脂質異常症	abnormal cholesterol	dyslipidemia
❼糖尿病	diabetes / high blood sugar	diabetes mellitus
❽前立腺肥大症	enlarged prostate	benign prostatic hyperplasia（BPH）

検査

	一般用語	専門用語
血算	blood cell count	CBC（complete blood count）
生化学検査	electrolytes/mineral levels and kidney function test	BMP（basic metabolic panel）/ Chem 7
血糖値	blood sugar level	glucose
尿検査	urine test	UA（urinalysis）
血圧	blood pressure	BP（blood pressure）
骨密度検査	bone density test	DEXA scan
がん検診	cancer screening	cancer screening
便潜血検査	stool test for colon cancer screening	FOBT（fecal occult blood test）

	一般用語	専門用語
子宮頸部細胞診検査	microscope test used to detect cervical cancer	pap smear
ワクチン	shot	vaccine
インフルエンザワクチン	flu shot	influenza vaccine
肺炎球菌ワクチン	pneumonia shot	pneumococcal vaccine

解説

健康診断に関して、日本では労働安全衛生法に基づいて、企業が雇用者の健診を主導しており、企業内もしくは病院で行われるのが一般的かと思います。一方、アメリカではかかりつけ医（Primary Care Physicians：PCPs）が主導となり、クリニックで問診を受け、個人のリスクに応じて、血液検査や画像検査等を行います。内容に関しては米国予防医療専門委員会（United States Preventive Services Task Force：USPSTF[1)]）の推奨に基づいて決まっています。健康診断を意味する英語表現としては"annual physical exams""annual check-up""wellness exams/visits" が用いられることが多いです。なお、小児の検診は "a well-child check/care（WCC）"、高齢者の保険制度（medicare）が主として行う健診は "a (medicaid) annual wellness visit/exam" のように表現することが多いです。

さて、健康診断で重要なことは、必要な予防医療を適切なタイミングで患者さんの年齢、性別、生活習慣、家族歴に合わせて提供することです。特に肝となる、がん検診について説明します。例えば大腸がん検診であれば、専門用語では便潜血検査を fecal occult blood test、大腸内視鏡を colonoscopy と言いますが、これらの医療用語を理解できない患者さんも多くいます。そのため、簡単な用語に言い換えることが求められます。便潜血検査であれば "stool test for colon cancer screening"、大腸内視鏡検査であれ

ば "a scope to check your colon through your bottom" のように表現します。

vaccination と immunization

新型コロナウイルスの影響もあり、ワクチンや免疫という言葉はより身近なものになりました。vaccination と immunization は混同しやすい単語であり、共に予防接種と和訳できうるため、ここで違いを簡潔に、例文を添えて解説します。

vaccination は、特定の疾患に対して免疫を獲得するためにワクチン (vaccine) 接種する行為自体を指します。一方で immunization は、(典型的にはワクチンを通して) 特定の疾患に対して免疫を獲得する過程を指します。

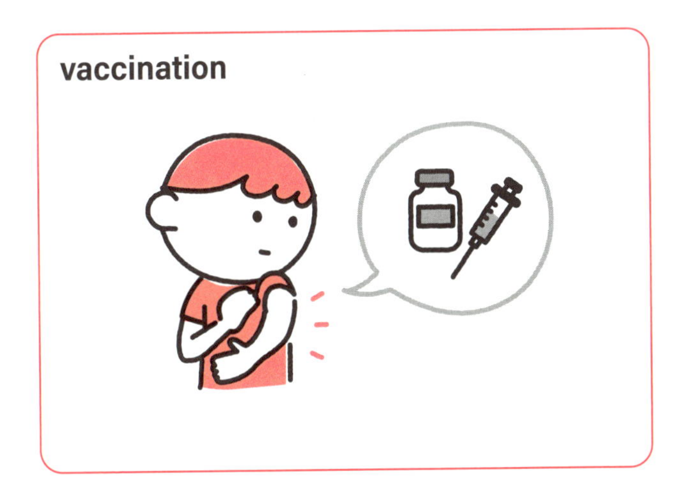

例文

"The COVID-19 pandemic reaffirmed the importance of widespread vaccination efforts."
(COVID-19の流行は予防接種を幅広く普及することの重要性を再確認させるきっかけとなりました。)

"Parents are encouraged to follow the recommended immunization schedule to protect their children from vaccine-preventable diseases."
(両親はワクチンで予防可能な疾患から子どもを守るために推奨された予防接種スケジュールに順守するよう、促されています。)

妊娠(pregnancy)

健康診断では妊娠に関わる質問をすることが多くあるのではないかと思います。妊娠(pregnant/pregnancy)と合わせて、いくつか関連用語を紹介します。

頻用単語として、避妊(contraception)、妊娠する(conceive)、流産(miscarriage)、堕胎(abortion)が挙げられます。同じに思えるpregnantとconceiveですが、文の中での役割が異なります。前者はpregnantが形容詞、pregnancyが名詞であり、後者のconceiveは動詞です。なおconceiveは妊娠するという意味で、自動詞として用いることが一般的です。以下に、それぞれの例文を紹介します。

pregnantは形容詞、pregnancyは名詞、conceiveは動詞

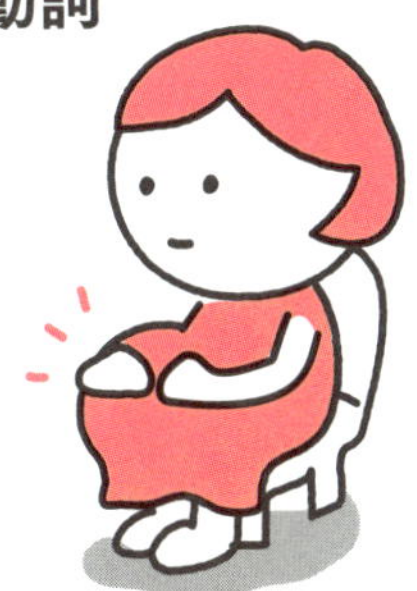

例文

"Pregnant individuals are often advised to avoid seafood."
(妊娠している方はしばしば海鮮類の摂取を避けるよう推奨されています。)

"Pregnancy can cause a range of physical and emotional changes."
(妊娠は身体的にも感情的にも様々な変化をもたらしえます。)

"Are you planning to conceive?"
(妊娠しようと計画していますか。)

COPD

長年の喫煙に伴って発症するChronic Obstructive

Pulmonary Disease（COPD）は、頻回に遭遇する慢性疾患の一つです。そのままCOPDが通じる場合もありますが、そうではない場合にemphysema、もしくはchronic bronchitisを使ってみると良いでしょう。なお、COPDと略語の方が浸透していますので、丁寧に話すつもりでobstructive pulmonary diseaseと言うと逆効果になってしまいます。

また、患者さんがemphysema、もしくはchronic bronchitisを用いた場合には、COPDのことを話しているのだろうと思い込まず、同じ疾患のことを話しているか確認して話を進めるようにしてください。特にchronic bronchitisは喘息（asthma）のこと、もしくはその他の慢性呼吸器疾患を指している可能性があります。確認する際は相手がどのように理解しているのかを初めに尋ねて、そこから補填もしくは修正する形で説明すると効果的です。

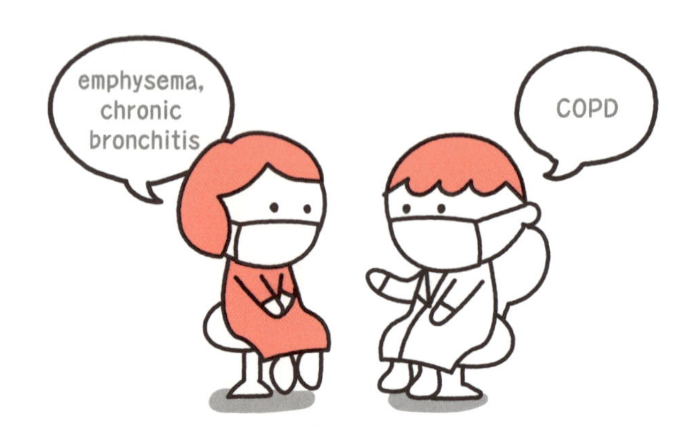

COLUMN

疾患の説明

実臨床では一般用語を使って会話することに加えて、平易な英語のみを用いて、疾患の説明をする力も求められます。そのため、自身の診療場面でよく遭遇する疾患に関してはあらかじめ英語で説明文を書き出しておき、それをもとに練習しておくと良いでしょう。言葉での説明を補うために、視覚的な補助を用いるのも効果的です。例えばCOPDの病態を説明する際に、肺のモデルを用いて説明するとイメージしやすくなるのではないかと考えます。

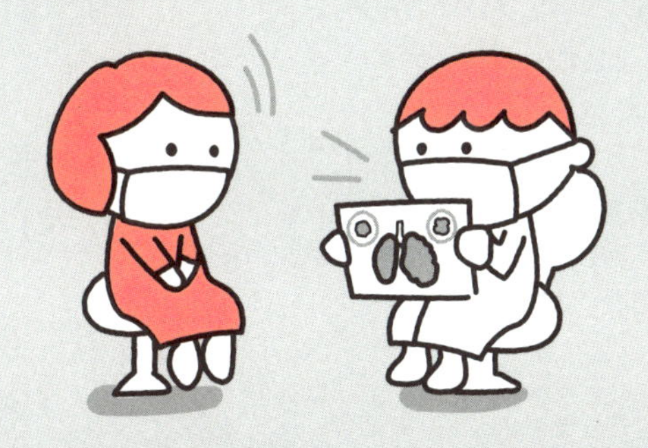

参考文献

1）USPSTF.
https://www.uspreventiveservicestaskforce.org/uspstf/

編著者

山田 悠史（やまだ ゆうじ）

マウントサイナイ医科大学 老年医学・緩和医療科 アシスタント・プロフェッサー／Medical English Hub（めどはぶ）代表

2008 年 慶應義塾大学医学部卒業。東京医科歯科大学医学部附属病院初期研修などを経て、2015 年からマウントサイナイ大学ベスイスラエル病院内科レジデント、2020 年からマウントサイナイ大学老年医学科フェロー、2022 年から現職。日本総合内科専門医、米国内科専門医、米国老年医学専門医などの資格を有する。日本国内では、NewsPicks やフジテレビ系列ライブニュースαの公式コメンテーター、ポッドキャスト「医者のいらないラジオ」のパーソナリティを務める。近著に『最高の老後「死ぬまで元気」を実現する 5 つの M』（講談社）『健康の大疑問』（マガジンハウス新書）。

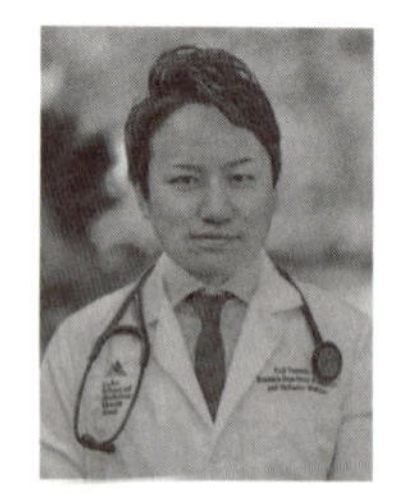

著者（五十音順）

小崎 彩（おざき あや）

カリフォルニア大学 アーバイン校 薬学部 アシスタント・プロフェッサー

東邦大学薬学部卒業。大学卒業と同時に海外へ。FRI/UCLA で治験コーディネーターとして勤務した後、ウエスタン健康科学大学薬学部入学、米国薬剤師免許取得。同大学で循環アウトカム研究フェロー。心不全外来チーム医療に携わる。2021 年から現職。日本薬剤師、米国薬剤師。現在は、Pharmacoepidemiology や、医療格差に

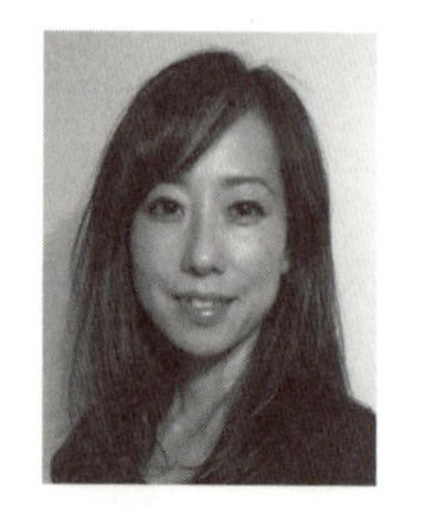

ついての研究に取り組みながら、Evidence-based medicine (EBM) の教育に力と熱を入れている。

園田 健人（そのだ けんと）
セントルイス大学 家庭医療・地域医療科 アシスタント・プロフェッサー

2014年防衛医科大学校卒業。同大学病院で初期研修などを経て、2018年からピッツバーグ大学医療センター家庭医療科レジデント、2021年から同施設アディクション医学科フェロー、2022年より現職。米国家庭医療専門医、米国HIV専門医、米国アディクション医学科専門医などの資格を保有。米国家庭医療学会セントルイス支部President-Elect、米国家庭医療学会ミズーリ州支部教育委員会長。

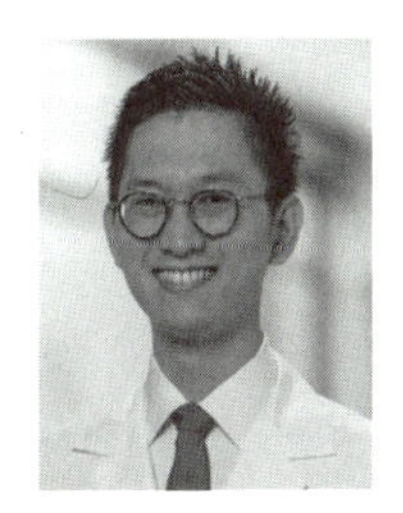

高橋 卓人（たかはし たくと）
ハーバード大学小児科アシスタント・プロフェッサー

ダナファーバー癌研究所、ボストン小児病院、小児血液腫瘍科
山梨大学医学部卒業。日本での初期研修、小児科研修（都立小児総合医療センター）を経て、2015年に渡米。ニューヨーク州立大学ダウンステイト病院で小児科研修、ミネソタ大学で小児血液腫瘍科の研修を修了。ミネソタ大学で薬学の博士号を取得。2022年から現職。現在、北米で小児科臨床をする日本人のグループである北米日本小児科懇話会の代表を務めて、日米の小児科医学交流に関する活動もしている。

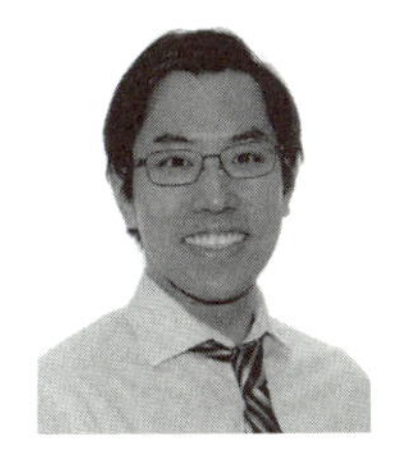

仁科 有加（にしな ゆか）
厚生労働大臣指定法人・一般社団法人いのち支える自殺対策推進センター国際連携室長

2009 年 順天堂大学医学部部卒業。順天堂大学医学部付属静病院初期研修を経て、2018 年フランスにて公衆衛生修士号取得。2019 年から経済協力開発機構（OECD）にて医療政策分析官として勤務。英国医師免許を取得し、2021 年からは公衆衛生分野で勤務している。総合内科専門医、英国医師免許などの資格を有する。ドイツ語学習中。

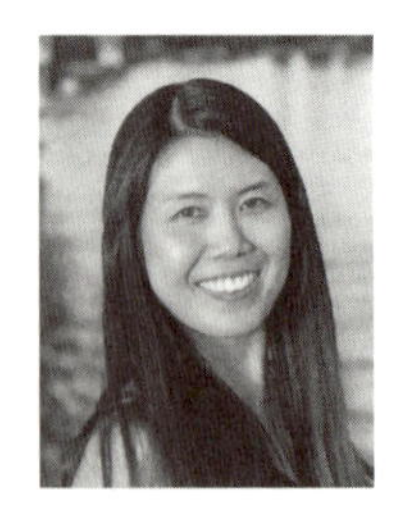

原田 洸（はらだ こう）
マウントサイナイ医科大学病院 老年医学科フェロー

2016 年岡山大学医学部卒業。同大学病院にて初期臨床研修修了後、同大学病院、岡山市立市民病院にて内科専攻医として勤務。2020 年に医学博士号を取得。岡山大学病院 総合内科・総合診療科（国際診療支援センター）助教を経て、2021 年に渡米、ニューヨークのマウントサイナイベスイスラエル病院で内科レジデントとして勤務。2024 年より現職。臨床業務の傍ら、医療従事者の英語学習をサポートする有志団体「めどはぶ」講師、経済メディア Newspicks のプロピッカーなどを務める。

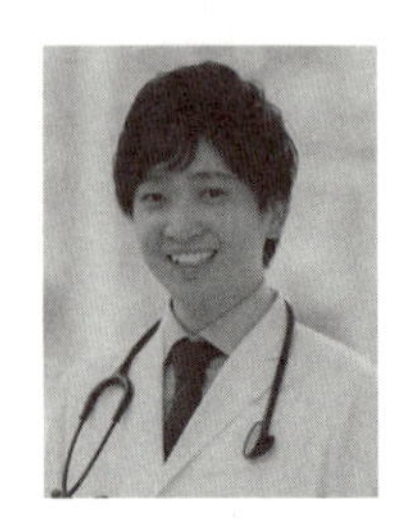

松浦 有佑（まつうら ゆうすけ）
ワシントン大学・シアトル小児病院 小児科 発達行動専門フェロー

2018 年岐阜大学医学部卒業。県内初期研修を経て、2020 年に横須賀米海軍病院フェロー。 2021 年より NY マウントサイナイ大学病院小児科レジデントならびにジョンズホプキンス大学院で公衆衛生学修士（MPH）、2024 年より現職。発達障がい領域の業務に従事している。現在、医療英語サポート団体 " めどはぶ "、医療ポータルサイト “M3”、“CareNet” 等を通じて医学英語教育にも携わっている。NHK world、YouTube、米国インターネットラジオ（さくら Radio）、Podcast など出演歴あり。X: @yuskmatsu

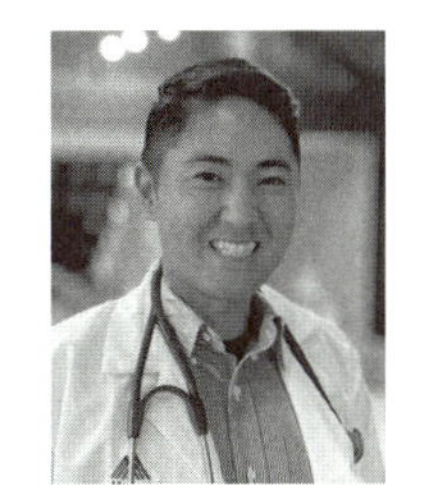

暗記しやすい！　医療現場の言いかえ英単語

2025年3月25日　第1版第1刷 ©

編著者 ………… 山田悠史　YAMADA, Yuji
発行者 ………… 宇山閑文
発行所 ………… 株式会社金芳堂
〒606-8425 京都市左京区鹿ケ谷西寺ノ前町34番地
振替　01030-1-15605
電話　075-751-1111（代）
https://www.kinpodo-pub.co.jp/
デザイン ……… naji design
印刷・製本…… モリモト印刷株式会社

落丁・乱丁本は直接小社へお送りください．お取替え致します．

Printed in Japan
ISBN978-4-7653-2038-2